U0251036

中国"互联网+医疗健康"的制度规制及地方实践

张宏彩　徐　荣／著

黄河出版传媒集团

宁夏人民出版社

图书在版编目（CIP）数据

中国"互联网+医疗健康"的制度规制及地方实践 /
张宏彩，徐荣著. -- 银川：宁夏人民出版社，2024.
11. -- ISBN 978-7-227-08065-7

Ⅰ. R199.2 -39

中国国家版本馆CIP数据核字第2024YB7984号

中国"互联网+医疗健康"的制度规制及地方实践　　张宏彩　徐　荣　著

责任编辑　杨敏媛
责任校对　陈　晶
封面设计　姜喜荣
责任印制　侯　俊

 黄河出版传媒集团
宁夏人民出版社　出版发行

出 版 人　薛文斌
地　　址　宁夏银川市北京东路139号出版大厦（750001）
网　　址　http://www.yrpubm.com
网上书店　http://www.hh-book.com
电子信箱　nxrmcbs@126.com
邮购电话　0951-5052106
经　　销　全国新华书店
印刷装订　宁夏银报智能印刷科技有限公司
印刷委托书号　（宁）0031958

开　　本　880 mm×1230 mm　1/16
印　　张　15.5
字　　数　240千字
版　　次　2024年11月第1版
印　　次　2024年11月第1次印刷
书　　号　ISBN 978-7-227-08065-7
定　　价　58.00元

版权所有　翻印必究

前　言

　　健康是个人获得幸福，实现创造力和生产力的必要条件。从民主法治的理论渊源看，国家负有保护和促进其公民健康的责任，安全而健康的公民是国家政治体系运行、经济社会繁荣发展的根基。国家制度能够对公民健康的获得、公平、质量等起到至关重要的作用。从1992年我国开展医疗卫生改革至今，已有30多年的历程，但群众看病就医仍存在诸多问题。从1999年我国"互联网＋"医疗政策制度规制[①]启蒙至今，已运行长达25年。在医疗健康信息化初始阶段，人们没有考虑安全风险等问题，考虑的是网络信息技术与医疗健康服务的融合带给人类健康和人类社会发展的益处。但随着"互联网＋医疗健康"发展到一定阶段，生发出诸多问题，如网络安全、隐私侵权等，然而传统的医疗健康法律法规、政策制度等规则无法有效应对和化解这些问题，存在缺乏责任清晰的权责界分和治理规制策略，致使社会大众医疗健康与医疗科技服务供需市场混乱、责任界分不清、服务和保障体系不健全等健康治理矛盾日

[①] 互联网医疗的萌芽是远程医疗，1999年1月国家原卫生部办公厅印发《关于加强远程医疗会诊管理的通知》（卫办发〔1999〕2号），是国家首个互联网医疗监管制度，启动国家对互联网医疗的制度规制历程。

益突出，一直被社会所诟病。本书从法律社会研究的范式出发，结合我们多年来对"互联网＋医疗健康"的观察，从制度规制的视角和服务体系建设的事实描述入手，探讨"互联网＋医疗健康"法律法规、政策等制度规制以及地方实践现实状态。我们提出以包括政策在内的法律制度规制体系构造思路来规范"互联网＋医疗健康"，这是因法律的形成往往是以现实中经济学、管理学等学科对经济社会发展中特有的利益关系、权责关系有了相对清晰表征的实践行动，才促使法律对这些关系作出明确具体的规则和治理策略。我们认为今天的法学研究不仅要积极主动融入数字经济发展，而且要提前进入或与数字经济新业态同步启动，方能跟上与时俱进的数字经济发展。本书立足的学术观察离不开实践，为消解"互联网＋医疗健康"误解，我们需要从各类制度规制体系和社会实践状态的观察中觅得其发展原理和现实逻辑，进而为法律等制度的制定提供思路，满足社会治理需求的同时为人类健康事业发展提供有力制度支撑。

信息技术为核心的数字经济的到来，在一定程度上打破了传统医疗服务的地域局限和区域资源分布不均衡的限制。当前传统医疗健康产业结构因"互联网＋"、5G、人工智能等信息技术的出现而发生着极大的变化，产生了诸如远程医疗、互联网医疗、AI医疗等新兴服务业态，主要表现为围绕互联网信息技术与医疗健康服务的融合，统称"互联网＋医疗健康"。从技术场域视角来看，通过技术能够化解传统医疗健康资源布局不均衡和群众获取健康服务机会的不平等的社会治理现实问题。但技术在利益、人为等因素挟持下，很难走向理想结果。因此，制度如何规制"互联网＋医疗健康"，进而保障公民能够在互联网环境下获得更加公平、高质量的医疗健康服务，是本书研究的核心和目标所在。

当下，从"互联网＋医疗健康"的影响来看，互联网以一种新奇而特别的方式，给社会大众带来更多的健康信息和健康维护选择的机会，但是，它也给社会大众带来很多困惑和自我权利救助难题，诸如网络信息真假难辨、互联网医疗平台的数据分析和诊断报告的专业性、真实性和权威性难以保障等问题，以及社会大众与互联网医疗平台间的巨大"数字鸿沟"，更甚者是社会大众在"互联网＋医疗健康"面前的权利不对等关系极端化。因此，在这场互联网信息技术为核心的医疗健康服务革命中，如何推动"互联网＋医疗健康"有序稳定发展，以满足社会大众对医疗健康服务获取的需求，进而保障其拥有公平、有效、高质量的医疗健康服务，是当今社会治理在这场信息革命风暴中制度秩序建构的重大命题，也是"互联网＋医疗健康"持续、稳定、长远发展的基础制度诉求。

我国"互联网＋医疗健康"发展至今，已有十余年历程，跟上时代步伐，并引领世界发展，不仅是国家医疗健康事业和信息技术行业发展的重要目标之一，更是新时代健康中国建设和中华民族伟大复兴的重要课题。本书通过应用政策法学研究的相关理论和方法，根据"互联网＋医疗健康"相关的社会法学、行政法学、经济法学等学科特有理论和研究方法及其特点，在梳理和分析其制度规制理论的基础上，以应用政策法学制度体系建构的逻辑，即法律、法规、政策、标准等系统性、体系性等制度建设为导向，提出推动我国"互联网＋医疗健康"制度体系不断健全和完善的建议，进而为其发展提供有力制度支撑和保障，也为健全和完善中国特色社会主义医疗健康制度体系添砖加瓦，同时也为我国医疗健康治理体系和治理能力现代化建设提供制度支撑，为满足广大人民群众对"互联网＋医疗健康"服务高、精、尖质量需求提供制度保障。

目 录
CONTENTS

第二章　国内外"互联网＋医疗健康"制度规制

第三章　我国"互联网＋医疗健康"法治化研究

第四章　宁夏"互联网＋医疗健康"实践研究

第一章 "互联网+医疗健康"的制度规制理论

　　科技、经济、制度是社会进步和发展的动力,"互联网+医疗健康"的发展,是科技引领医疗健康事业发展的新质生产力。"互联网+医疗健康"是数字经济发展的产物,是医疗行业现代化转型和改革的衍生。"互联网+医疗健康"是运用互联网信息技术提供医疗健康服务、健康信息咨询、管理服务等等医疗健康相关行为和模式,是一种新的医疗经济形态。[①]建立和健全"互联网+医疗健康"制度规制体系,是推动国家医疗健康事业现代化转型的稳定器,是"互联网+医疗健康"科学有序稳定发展的重要基石,也是国家建立有效、公平、高质量的国民医疗健康现代化服务体系的必要举措,更是数字时代国家治理满足人民群众医疗健康服务需求的制度进步表现。因此,建立健全和完善的"互联网+医疗健康"的法律法规、政策等制度规制体系,是国家健康守护民

---

① 范先群:《互联网+医疗健康》,人民卫生出版社,2020年,第13页。

主法治职能的制度外化，也是国家通过制度规制消除互联网信息技术现代化发展对医疗健康治理权威负面影响的重要措施，更是国家和地方治理方式和手段的更新与进步。

第一节　"互联网＋医疗健康"的概念和特征

健康是人类的基本需求，也是人类社会实现发展的重要保障。人类健康事业的发展离不开医学事业的发展。医学作为一门科学，与科学技术发展紧密相连，每一次科技革命给医学事业发展带来机遇的同时，也带来了挑战。信息技术革命带来了信息化、数字化、智能化的"互联网＋医疗健康"这种新业态新模式，推动传统医疗健康从服务到管理、从患者到医生等层面的系统性、综合性、颠覆性变革。因此，不得不承认，21世纪的信息技术这场伟大的革命推动人类社会进入了大数据时代，建立了"互联网＋"、5G、大数据、人工智能、元宇宙等数字经济新的发展模式，形成了信息数据汇聚的新型产业形态，衍生出许多新业态，包括本书所论述的"互联网＋医疗健康"以及人工智能医疗等。

一、"互联网＋医疗健康"概念

"互联网＋"是我国政府针对互联网产业在经济社会各领域中的融合应用提出的概念，最早出现在2015年国务院的《政府工作报告》，该报告提出，制定"互联网＋"行动计划，推动移动互联网、云计算、大数据、物联网等与现代制造业结合，促进电子商务、工业互联网和互联网金融健康发展，引导互联网企业拓展国际市场。此后，连续五年的国务院政府工作报告对"互联网＋"的表述和要求不断加深，其作为一种新的经济形态，与经济社会各领域、各行业实现应用融合，形成了新型经济业态。

2015年，在我国卫生信息技术交流大会上，国家原卫生和计划生育委员会统计信息中心主任孟群首次对"互联网＋医疗健康"作出定义："以互联网为载体，以通信／移动技术、云计算、物联网、大数据等为手段，与传统医疗健康服务深度融合而形成的一种新型医疗健康服务业态的总称。"[①] 此次大会对"互联网＋医疗健康"作出了非常宽泛的定义。实践中，"互联网＋医疗健康"的定义也分为广义和狭义。广义上，是指"互联网＋"背景下应运而生的，借助互联网、物联网等信息技术而覆盖到医疗、医药、卫生、健康等领域的服务体系。[②] 与此观点相似，2020年范先群主编的《互联网＋医疗健康》教材也对"互联网＋医疗健康"进行了相似定义："以移动通信、物联网、云计算和大数据等信息通信技术为手段，与传统医疗健康服务深度融合而形成的一种新型医疗健康服务业态的总称。"[③] 狭义上的"互联网＋医疗健康"概念被认为是主流观点，认为"互联网＋医疗健康"是指通过互联网等信息技术开展的与疾病诊断、治疗活动相关的全过程医疗服务体系。[④] 本书认为，无论广义概念，还是狭义概念，其核心要素是互联网等信息技术，是一种

---

① 林辉：《互联网＋医疗健康时代医院管理创新与发展》，清华大学出版社，2016年，第3页。
② 芮晓武、金小桃：《中国互联网健康医疗发展报告（2018）》，社会科学文献出版社，2018年，第5页。
③ 范先群：《互联网＋医疗健康》，人民卫生出版社，2020年，第13页。
④ 林辉：《互联网＋医疗健康时代医院管理创新与发展》，清华大学出版社，2016年，第3页。

利用或通过网络信息技术实现医疗健康服务的活动，所以"互联网＋医疗健康"包括了互联网信息技术与医疗服务、药品供给、公共卫生服务、医保结算、医学教育和宣传服务、医药管理等等与医疗健康相关所有领域融合应用的活动或行为的统称。

二、"互联网＋医疗健康"特征

在前述"互联网＋医疗健康"核心概念的论述中，我们看到"互联网＋医疗健康"是通过互联网等信息技术为手段，实现其与医疗健康服务资源、医疗机构管理、医疗技术等有效融合，并将此种服务模式密切与医疗机构、医生、患者、政府行政管理者等相结合，这是服务的创新、管理的创新、技术的创新，也是"互联网＋医疗健康"的价值所在。因此，"互联网＋医疗健康"具备以下几个较为显著的特征。

（一）学科交叉性

关于"互联网＋医疗健康"的学科交叉性[①]，无论早期医院信息化，还是当下互联网信息技术与医疗健康服务、管理等融合表现形式，它涵涉医学、信息学、管理学、经济学等多学科的、综合的、应用的交叉和融合。虽然这些学科的交叉和融合在其他服务行业常见，但是这种专业突出性、技术针对性等特征，必然对"互联网＋医疗健康"服务提出更高专业特性要求，无论是互联网信息技术，还是医疗健康服务，抑或"互联网＋医疗健康"的各种服务形态和模式，涉及大众能预想到和预想不到的更多不同专业、学科的知识与技术，这些知识和技术以更为专业、

---

① 范先群：《互联网＋医疗健康》，人民卫生出版社，2020年，第15-17页。

复杂的形式交叉和融合着，并在实践中不断得到改良创新从而广泛应用发展。

（二）融通整合性

"互联网 + 医疗健康"的出现不是横空出世，是数字经济发展的产物，它融合了互联网等信息技术和医疗健康服务手段，打破了传统医疗健康服务的地域局限和组织架构，进而创造性建构了一种医疗健康服务与其对象群体的新型沟通模式，和一种新型的医疗健康服务及管理形态。正如，2015年3月6日，国务院办公厅印发《全国医疗卫生服务体系规划纲要（2015—2020年）（国办发〔2015〕14号）》中所设计和要求的一样：我国医疗卫生行业存在的资源总量不足、质量不高、布局结构不合理、服务体系碎片化等突出问题的化解，需借助移动互联网、大数据、云计算、物联网等信息化技术，提高医疗健康服务的效率，推动医疗健康服务模式转型升级。今天的"互联网 + 医疗健康"已经能够实现医疗和信息技术的融通整合，并朝着更深层次、更广范围的技术、服务、管理等融通和整合，在实现医疗健康的局部服务跨机构、跨区域融合的同时，要努力实现更广更深的跨越发展。

（三）创新联通性

"互联网 + 医疗健康"实现了信息技术和传统医疗健康服务的创新融合应用，为信息服务和医疗健康服务提供并创造出更大的社会价值和经济效益。在"互联网 + 医疗健康"组织形态下，实现了跨区域信息互联互通和共享开放、跨区域技术与服务的融合等非传统的、出乎意料的、便捷的医疗健康服务和管理。这种信息技术与医疗健康服务的联合、信息数据联通，构造出了新型互联网医疗健康信息平台、大数据库、数据资源中心等，通过这些平台、数据库和中心，创新实现跨区域的医疗健康服务联通，构建了新型医生与患者跨区域联系沟通渠道，赋予了传统医疗健康服务新的生命力。

第二节　数字经济视野下的医疗健康制度规制研究综述

关于学术的使命梁启超先生指出："学也者，观察事物而发明其真理者也；术也者，取所发明之真理二致诸者也。……学者术之体，术者学之用，二者如辅车相依而不可离。学而不足以应用于术者，无益之学也；术而不以科学之上之真理为基础者，欺世误人之术也。"① 严复在翻译英国学者亚当·斯密《原富》的按语中也指出："盖学与术异，学者考自然之理，立必然之例。术者据既知之理，求可成之功。学主知，术主行。"② 因此，学术与实践结合是学术研究价值所在。基于上述先贤的学术研究目的论断，我们立足现实，根据当前我国医疗健康发展现状，以及其社会应用价值和作用的实现效果，结合国内外学者相关研究理论和方法，力求理清"互联网＋医疗健康"制度规制学术研究的社会规律和发展诉求的同时，从学科分野的视角出发，在我国数字经济社会发展大背景下，分析论证当代中国"互联网＋医疗健康"的法学应用政策研究相关理论及其证成，以及实践应用的制度诉求所在。故此，本书立足法学应用政策研究的理论和方法，对"互联网＋医疗健康"领域制度规制的理论和实践展开探索研究。

---

① 梁启超：《梁启超全集》（第四册），北京出版社，1999 年，第 2351 页。
② ［英］亚当·斯密：《原富》，严复译，商务印书馆，1981 年，按语。

一、数字经济的制度规制学术研究综述

（一）我国数字经济的制度规制沿革

1995年，被誉为"数字经济之父"的唐·泰普斯科特在其出版的《数据时代的经济学：对网络智能时代机遇和风险的再思考》一书中率先提出了"数字经济"概念，在互联网经济与其商业模式都尚未成型的时候，开创性地预言了互联网将给人们的经济生活带来哪些改变。从此，大量的学者投身于数字经济相关研究。发展到今天，数字经济已然成为人类社会生产生活的重要组成部分，也是当下诸如管理学、法学和其他学科研究的热点。

2012年，上海市人民政府和北京市人民政府的数据开放平台先后上线，成为国内最早建成的政务数字平台，也开启了我国地方数字平台建设的新纪元。2014年3月，国务院《政府工作报告》第一次出现了"大数据"一词。2014年6月，国际ISO/IECJTC1/SC40（IT治理和IT服务管理分技术委员会）悉尼第一次全会上，我国代表团首次提出"数据治理"概念，掀起了国际同行对"数据治理"的广泛兴趣和热烈讨论。2014年11月，在荷兰SC40/WG1（IT治理工作组）第二次工作组会议上，我国代表提出了《数据治理白皮书》框架设想，获得国际IT治理工作组专家一致认可。2015年5月，我国代表向SC40/WG1正式提交《数据治理白皮书》，开启了数字经济制度规制研究的新纪元。

（二）数字经济制度规制的研究综述

现有数字经济制度规制研究主要从以下三个层面展开。

1. 基于公共管理的数字经济规制理论

这是对新公共管理的批判继承与发展，是治理理论与现代信息技术

结合催生的新治理研究范式，这部分研究主要与整体性治理、多元协同治理、生命政治理论、政策网络、网络化治理等理论相结合。韩兆柱等（2015①、2016②）指出，网络化治理、整体性治理和数字治理理论是当代治理理论的主要模式，网络化治理是对新公共管理理论的延续和批判性继承，整体性治理是对新公共管理理论的质疑和超越，数字治理则是在数字时代下对整体性治理理论提出的新要求。曾智洪等人（2021③）基于"理念—数据—组织"多重要素构建起模糊治理、流动治理、韧性治理"三位一体"的公共危机数字治理理论源流，论证得出数字治理时代积极型政府进行危机治理的基本思路和蓝图。

2. 基于风险防范的数字经济规制理论

关于风险这个主题，学者研究聚焦网络和互联网空间带来的社会风险、信息安全、国家安全、网络主权、有害信息、利益相关方权益保护等层面展开。丁强等人（2021④）对数字治理风险类型作了划分，主要包括全流程维度数字偏差风险、新发展维度数字内卷风险、强应用维度数字幻想风险、现实基础维度数字风险以及数字基础设施安全风险、数据安全风险和数字经济风险提出了风险防范和治理路径，按照治理主体划分主要有：政府主导风险治理、社会组织主导风险治理和社会协同风险治理三种类型研究，以及按照风险治理领域提出了社区治理风险、公共预期风险治理、金融风险治理、环境风险治理、城市风险治理等策略。

---

① 韩兆柱、翟文康：《大数据背景下整体性治理理论应用研究》，载《行政论坛》，2015年第6期，第24-30页。
② 韩兆柱、马文娟：《数字治理理论及其应用的探索》，载《公共管理评论》，2016年第71期，第92-109页。
③ 曾智洪、游晨、陈煜超：《积极型政府数字化危机治理：动员策略与理论源流》，载《电子政务》，2021年第3期，第61-73页。
④ 丁强、牟德刚、孔德民：《突发公共事件中网络意识形态风险的表象、生成与治理》，载《思想教育研究》，2021年第8期，第149-154页。

学者基于不同视角提出了不同的治理路径，王驰等人（2021[①]）根据科林·格里奇困境提出适应性治理，即增强知识积累、强化协同治理、加强风险监管。孙建平（2021[②]）聚焦"人、机、环、管"四个安全要素，通过数字化、信息化、智能化全面提升风险治理效能。

3. 数字经济的数据元素规制理论

数据是数字经济发展的基本元素。因此，学者从数据对个人生产生活、国家治理、国际合作、社会变革等层面的影响出发，对数据权利属性、数据流通和保护、数据信息规范等的制度规制研究入手，开展数据的社会信息化、数字化、智能化发展的规范论证，提出符合社会发展要求的制度规制应对策略。

（1）关于数据权利属性研究。多数学者认为就个人而言，立法应当积极保护个人权益，管洪博（2019[③]）指出，立法要权衡企业平台数据流通与个人数据权利保护，提出企业数据权利的新型财产权概念；李爱君（2018[④]）从数据权利属性分析，认为数据权利属于民事权利；吕志祥等（2019[⑤]）从数据存储介质的链接财产权和人格权，分析得出民法数据立法突破口是保护个人财产权和人格权；邓刚宏（2018[⑥]）认为理清数据权属，需要脱离财产权说、知识产权说等定位限制，直接将其确立为数据权，

[①] 王驰、曹劲松：《数字型基础设施建设下的安全风险及其治理》，载《江苏社会科学》，2021年第5期，第88-102页。
[②] 孙建平：《释放"安全动能"推动多元治理》，载《上海城市管理》，2021年第6期，第38-43页。
[③] 管洪博：《大数据时代企业数据权的构建》，载《社会科学战线》，2019年第12期，第208-215页。
[④] 李爱君：《数据权利属性与法律特征》，载《东方法学》，2018年第3期，第64-74页。
[⑤] 吕志祥、张强：《大数据背景下数据权利的法理分析》，载《昆明理工大学学报》（社会科学版），2019年第1期，第18-23页。
[⑥] 邓刚宏：《大数据权利属性的法律逻辑分析——兼论个人数据权的保护路径》，载《江海学刊》，2018年第6期，第144-150页。

通过立法分类，建立数据使用相关权益保护立法制度；肖建华等（2019[1]）认为数据权利是复杂权利体系，包括了个人、信息从业者、企业组织、国家等共同体的权利法益，应当从合同法律关系中确立不同主体权利保护。

（2）关于数据流通和保护权益研究。学者们主要从数据复合价值特性入手，对数据流通中传统理论和法律阻碍因素化解，提出数据保护理论。梅夏英（2019[2]）认为当根据数据互惠分析特性，建立"分析－控制"法学理论结构。高富平（2018[3]）认为个人数据具有社会性和公共性特征，个人数据保护当权衡个人权益和社会权益。周汉华（2018[4]）建议立法要建立外部保护要求与内在激励相容机制，实现数据利用与保护协调发展。龙卫球（2018[5]）从企业数据财产权角度出发，认为社会发展离不开企业，数据是企业发展的力量，法律要构建一种外部协同性财产权利保护机制以推动企业投入数字经济。

（3）关于数据信息规范研究。主要是从数字经济发展中隐私保护、数据和信息伦理等方面内容展开，法国的马克尔·杜甘、克里斯托夫·贝拉（2017[6]）指出在数字时代，个人私生活、行为习惯、商业活动无时无刻不在被收集，人们成了赤裸裸的人；英国约翰·帕克（2015[7]）指出随

---

① 肖建华：《论数据权利与交易规制》，载《中国高校社会科学》，2019 年第 1 期，第 83-93 页。
② 梅夏英：《在分享和控制之间：数据保护的私法局限和公共秩序构建》，载《中外法学》，2019 年第 4 期，第 845-870 页。
③ 高富平：《个人信息保护：从个人控制到社会控制》，载《网络信息法学研究》，2018 年第 2 期，第 159-190 页。
④ 周汉华：《探索激励相容的个人数据治理之道——中国个人信息保护法的立法方向》，载《法学研究》，2018 年第 2 期，第 3-21 页。
⑤ 龙卫球：《再论企业数据保护的财产化路径》，载《东方法学》，2018 年第 3 期，第 50-63 页。
⑥ ［法］马尔克·杜甘、克里斯托夫·拉贝：《赤裸裸的人——大数据，隐私和窥视》，杜燕译，上海科学技术出版社，2017 年，第 3 页。
⑦ ［英］约翰·帕克：《全民监控——大数据时代的安全与隐私困境》，关立深译，金城出版社，2015 年，第 6 页。

着监控技术的发展，公众隐私严重受到威胁；荷兰尤瑞恩·范登·霍文等（2014[①]）认为民主、公共领域、信任、尊重等概念在数字社会需要重新理解；中国李伦（2019[②]）认为人工智能、大数据、互联网的发展挑战法律理论和社会伦理等规范体系，需要加强计算机技术设计伦理、开发伦理、算法伦理、数据伦理的研究。

综上所述，数字经济的制度规制主要是指政府、企业、社会组织和个人为保护数据产权、促进数据流通、确保数据安全、释放数据价值而形成的行为规范集合。同时，也可以分析归纳得出：数字经济的法学理论和制度规制研究主要是法学应用政策研究的理论和方法，其理论研究和实践创新的目标离不开所输出的理念，也即回应数字经济社会治理的法治规范制度的需求和相应理论的证成。

二、医疗健康的制度规制学术研究综述

同样，法学应用政策研究基于其对现实生活，或是高于生活的更深层的价值、规律、原理探索的方法和理论。就学术研究和实践发展而言，当下我国医疗健康法学研究的使命，是对现实社会中医疗健康服务及其相关行为状态和外部观察的基础上，发现并总结归纳其内在理论脉络和制度需求，既包含了医疗健康法学理论内涵、制度规则等知识价值的增量和实践，也包括了支撑有效应对现实发展策略或手段的价值、规律、原理等理性的、可参考的、前瞻性的思想。因此，新时代医疗健康政策

① ［荷兰］尤瑞恩·范登·霍文，［澳大利亚］约翰·维克特：《信息技术与道德哲学》，赵迎欢、宋吉鑫、张勤译，科学出版社，2014年，第80页。
② 李伦：《人工智能与大数据伦理》，科学出版社，2018年，代序。

法学研究的使命："作为研究者，我们应当从模式化的角度去概括、抽象、提升问题，从因果律的角度去分析、解释问题，而不要动辄提出立法建议、研究'怎么办'的问题。……学者的使命则是研究现象、提出理论问题并提炼出概念和理论，这是学术研究的使命，也是法学研究的归宿。"① 就此而言，新时代"互联网＋医疗健康"法学研究是医疗健康法学研究的组成部分，从法学应用政策研究功能的视角出发，能够涵盖包括互联网医疗在内的医疗健康服务公共和私人的复杂规范及其规范体系的建构，以及其蕴含的理论诉求和实践应对策略。

（一）医疗健康法学概念梳理

当前，中国学界存在"卫生法学""健康法学"等学术分野，但其研究内容均覆盖了医药卫生健康相关的服务、医药健康行政健康和社会治理的法律法规、政策等制度规制和相关措施等。

1988年，学界和实务层面正式提出有影响力的"卫生法学"概念，出自《中国卫生法学》教材，该书将卫生法纳入社会法部门，指出："以保护人体健康这一社会公益目标为宗旨而组合起来的一个法律群体，其基本形态和原则都有相当的特殊性，应该独立出来，自成一体。"② 这一概念持续沿用至今天。目前，我国高校医学生的法律教材也以"卫生法学"命名，统摄了医疗、健康、公共卫生等法律相关理论和制度规制的实用法学研究范畴，其内容主要集中在立法回顾、立法现状和立法对策完善等方面③。在此期间，"卫生法学"衍生出了"生命法学"，如与生命

---

① 陈瑞华：《论法学研究方法：法学研究的三条道路》，北京大学出版社，2009年，第153页。
② 王镭：《中国卫生法学》，中国人民大学出版社，1988年，第9页。
③ 董文勇：《我国卫生法治三十年之检视：1978—2008》，载《中国医院管理》，2008年第10期，第1-3页。

科技相关的克隆、辅助生殖等法律理论和制度规制研究①。从这些卫生法学和生命法学研究的概念诞生和理论创新论证了卫生法学研究来源于现实、服务现实的应用功能，其研究理论机理和方法与后来产生的法学应用政策研究一脉相承。

实践中，我国卫生法学概念的演变，与我国医药卫生体制改革的现实息息相关。到2009年新的医改方略提出时，中共中央和国务院发布的《关于深化医药卫生体制改革的意见》明确指出："加快推进基本医疗卫生立法……逐步建立健全与基本医疗卫生制度相适应、比较完整的卫生法律制度。"②随之，国家"基本医疗卫生保健法"的立法计划提上日程，2017年草案公布时更名为《卫生医疗与健康促进法》，在2020年正式发布时名称再次变更为《基本医疗卫生与健康促进法》。在此期间，2015年，国家原卫生与计划生育委员会在《关于全面加强卫生计生法治建设的指导意见》（国卫法制发〔2015〕1号）中提出了明确的"卫生计生法治"建设的意义、目标、要求及政策规划等推进方略。2016年10月25日，《"健康中国2030"规划纲要》也明确提出了"健康法治"规划建设要求。在学术上，伴随而来的"健康法学"的论证兴起③，开启了关注医药卫生健康服务与国家责任、医政管理等与社会大众健康权益维护相关的政策、法律等制度规范的理论和实践研究。关于"健康法学"域外研究可追溯到1861年《法律和医学：医疗法律问题的文本及材料》，该

---

① 关于生命法学理论和实践研究及其学术分野的脉络和论证，参见倪正茂、路庆胜等：《生命法学引论》，武汉大学出版社，2005年；刘长秋：《生命法学理论梳理与重构》，中国政法大学出版社，2015年；谈大正：《生命法学论纲》，法律出版社，2014年。
② 中共中央 国务院：《关于深化医药卫生体制改革的意见》（2009年3月17日）中央人民政府网 https://www.gov.cn/gongbao/content/2009/content_1284372.htm.
③ 关于健康法学理论和实践，参见史军：《权利与善：公共健康的伦理研究》，中国社会科学出版社，2010年；李燕、金银林：《公共健康法原论》，中国政法大学出版社，2014年；徐程、何欢等：《新中国卫生健康制度变迁》，西南财经大学出版社，2020年。

书作者威廉·科伦被称为"健康法学之父"。到1987年，巴里·弗罗等人所著《健康法：案例，材料和问题》也关注了医疗健康服务的政策、法律等规范制度。到2003年，《法律和医学：医疗法律问题的文本及材料》第6版更名为《健康法律和伦理》[①]，该书的更名为世界各国学界关于医疗健康法学研究奠定了基础。

至此，我们能够较清晰看到，卫生法和健康法学术研究及社会实践发展的基本脉络与路径是相同的，"卫生法学"是早期我国医疗卫生健康行政法学研究和实践的归纳与总结，"健康法学"具有一定域外属性。本书认为，以"医疗健康法"命名，综合中外医药卫生健康国家治理制度体系，涵涉了行政管理、个人生命健康权利和国家责任等的法律法规政策等制度规制的理论、方法及内容，基本辐射到了个人、医疗机构、企业、组织和团体、社会、国家等医药卫生健康生态共同体中所有主体。

（二）医疗健康制度规制理论

法学应用政策研究具有与现实互动、相通的理论和实践应对的功能，我国医疗健康法学研究与之一脉相承，其研究对象也是政策、法律法规等制度规制要素的产生、实施和深化发展而构成的。基于此，我国医疗健康法学研究当与现实社会变革紧密联系，并对之展开理论和实践分析论证。所以，关于医疗健康制度规制体系的建构，有学者明确指出："医疗卫生标准是中国卫生政策法规的重要部分，是医疗和公共卫生实践政策指引。医疗卫生标准由临床技术规范和国家卫生标准两部分组成，是标准和技术类政策主体，在医药卫生领域和临床医疗实践中，医疗卫生

---

① 冯磊：《社会变革与卫生法治：事件、制度及其学术想象》，中国政法大学出版社，2018年，第19页。

标准的权威性甚至高于政策法规。"①这一点也是法学应用政策研究中政策等制度经历实践检验、经验积累到一定阶段，其有益经验上升为法制或被法律认可为一种法律规制策略，这一点在《中华人民共和国立法法》中已明确，且实践也有大量案例。但在此，我们还要强调并不是所有的政策都能上升为国家法律制度。这一点我国学者也明确指出："通过国家立法机关的'顶层设计'直接将医疗卫生政策转型为法律制度将不会成为主流模式，我们更应当充分汲取政策科学的方法论和研究技术，深入研究那些嵌入在特殊地方的社会结构和资源机构中的地方法治赝本，发掘其中具有普适性的制度蕴含……发现并研究国家立法、行业治理以及地方政策过程中的法制需求及其应对策略，是当代中国法律学人的一项重要学术使命。"②有鉴于此，无论我国医药卫生健康体制机制的改革，还是我国医疗健康法制体系和法治建设，其根本使命是推动和关切国家与社会医药卫生健康事业发展及其现实需求，二者当紧密相连。对于医疗健康法学研究者而言，不但不能从这场伟大的改革中抽离开，还要紧紧围绕改革目标，不断校验改革策略和目标的同时，对医疗卫生健康体制、机制改革提供法制支撑及自我改革的推进提供方略，因为在法学研究的视野中"体制就是权利的分配，机制就是权力的执行。体制问题的解决要靠'简政放权'，机制问题的解决就要靠'依法治医'。因中国今天医改的现实状况是'权太多、法太少'，所以，督促'放权'和加强'立法'是一体两面，不可或缺。"③这是学术和实务界对目前我国医疗健康

① 刘继同、左芙蓉：《中国卫生政策法规历史、类型、特征与卫生治理模式战略转型》，《东岳论丛》，2011 年第 10 期，第 32-38 页。
② 张博源：《卫生公共政策与法治的衔接》，北京大学出版社，2015 年，第 235-236 页。
③ 文学国、房志武：《中国医药卫生体制改革报告（2015—2016）》，社会科学文献出版社，2016 年，第 6 页。

领域政策多、立法少的现实认识，也是基于我国医疗健康法学学科发展尚不够成熟的现实论断。立足于我国现有国情和医疗健康事业发展实际，我们提出构建具有中国特色的医疗健康政策、法律法规等制度规制治理体系，为我国医药卫生体制改革和国家医疗健康法学学科建设和发展提供智力支撑。

前述基本理清了当前数字经济治理和医疗健康制度规制相关的法学理论研究脉络与方向。我们认为对于今天数字时代的医疗健康制度规制体系的建构，法学应用政策研究的理论和方法能够为其发展提供充足的理论与策略。因此，对于"互联网＋医疗健康"而言，结合数字时代的数字经济和医疗健康法学的应用政策研究的理论和方法，加强和推动"互联网＋医疗健康"制度规制体系研究，是十分必要的策略。

第三节 "互联网＋医疗健康"的制度规制理论

"互联网＋医疗健康"不是简单的互联网与医疗健康服务的联姻，其价值关乎国计民生，担负着"没有全民健康就没有全面小康"的强国富民伟业之重任。因为，几乎每个人的生老病死都离不开医疗，医疗是公民生存生活生产和发展不可或缺的资源。我国"互联网＋医疗健康"经历了医疗信息化、远程医疗发展启蒙阶段，以及到2015年，全国首家互联网医院的诞生，到今天1700多家互联网医院、125个国家级区域医疗中心建成并辐射全国，用户规模达4.14亿人，占全国网民人数37.9%，可以说我国"互联网＋医疗健康"业态也初具规模。目前，2018年，由国家卫生健康委和国家中医药管理局制定实施的《互联网诊疗管理办法（试行）》《远程医疗服务管理规范（试行）》等互联网医疗规章实施了多年，积累了大量丰富制度的实践经验。"互联网+医疗健康"构造出了新的医疗资源配置结构和服务供给模式的同时，也极大降低了服务成本投入，但互联网平台中"医疗价值""医学人文"极大可能会被"竞争""利益"等平台算法所吞没，惯常看似符合法律等制度规则的网络平台、企业、组织、个人等主体行为，但又常常以"脱轨""神操作"技术所掩盖，隐藏极大的安全隐患，也带来极大社会治理风险和挑战。这不仅是个体常见的遭遇"大数据杀熟"经济损失或情感信任丧失，更大可能是网络技术和组织诡异行动惯常化和恶性竞争的极端化，以及普遍化的发展趋势。除危及大众生命健康、危害社会稳定，更多可能是带来国家安全挑战、经济社会稳定危险和人类社会普世价值观的崩塌、毁灭等灾难。这些问题，显然中央部委规章的刚性约束是不足以化解的，需转化升级，以增强互联网医疗法治约束刚性。

基于此认识和现实挑战，我们通过深入剖析国家"互联网+医疗健康"相关法律法规、规范性文件、政策文件等制度规制的产生和实践及其演进的逻辑，尝试为社会大众剖析"互联网+医疗健康"实践的内外组织形态与行为逻辑表达，梳理和剖析"互联网+医疗健康"组织及其行动的法律规制本质和规律性内容及其诉求，探索公平、有效的"互联网+医疗健康"组织行为制度规制构造理论和路径，进而促进我国"互联网+医疗健康"有序健康发展。

一、国外"互联网＋医疗健康"制度规制的研究

"互联网＋医疗健康"作为信息技术与医疗服务相融合的新兴领域，一直是国外学术和实务界关注的热点。关于"互联网＋医疗健康"的研究，主要集中在以下几个方面。

（一）19世纪末20世纪初的萌芽阶段

法国著名法学家、思想家狄骥提出，"17世纪的主权理论已经破产，公共服务的概念正在逐渐取代主权的概念成为公法的基础"[①]。从公法权力角度看，政府应当积极履行其对公民健康权保障的义务。[②]就此来看，无论是政府制定关于促进"互联网＋医疗健康"发展的政策制度，还是规范和约束"互联网＋医疗健康"服务发展的法律法规建设，都是政府对公民健康权保护的职责所在。"互联网＋医疗健康"带来的威胁需要制度规制，如美国学者 Carlise George 关于英国和美国互联网药房的制度规制框架比较分析，提出互联网药房对全球健康和福祉存在潜在风险，需要构建全球共同规制框架。[③]还有瑞士学者安德烈亚斯·赫尔曼等人指出数字医疗给传统医学带来巨大的挑战，严重威胁社会秩序的稳定，不仅影响医疗行业所有从业者，还影响我们每个人，需要建构道德标准、技术标准、程序标准等有效的制度规制框架[④]。

（二）互联网医疗中数据信息的规制

如德国学者塞巴斯蒂安·洛塞认为基于法律工具主义，应当就数字

[①] ［法］莱昂·狄骥：《公法的变迁》，郑戈译，中国法制出版社，2010 年，第 33 页。
[②] 陈云良：《卫生法学》，高等教育出版社，2020 年，第 31 页。
[③] ［美］Carlise George：《Internet pharmacies:Global Threat:Global threat Requries a Global Approacha to Regulation》，Hertfordshire Law Journal，Vol.4，N.1，2006.
[④] ［瑞士］安德烈亚斯·赫尔曼、埃尔加·弗莱施、克里斯托夫·弗朗兹：《数字医疗》，吴士保译，中国科学技术出版社，2023 年，第 1-17 页。

经济中数据交易激励、秩序挑战等的法律、政策制度规制，以及现行法律规制进行改革。① 当下，"互联网＋医疗健康"不是简单的互联网与医疗健康的联姻，它关乎社会、国家、政府、经济，关乎每一个老百姓的生命和健康。一方面，互联网为医疗健康服务体系提供了普惠、低成本、高质量的生命健康服务平台；另一方面，我们还要认识到医疗健康在互联网的加持下，其所蕴含的公益性与营利性、开放性与隐私性、科学性与人文性、垄断与创新等矛盾对立。② 国家法律与政策等制度体系如何实现和平衡"互联网＋医疗健康"上述价值及矛盾，这是以本国"互联网＋医疗健康"发展状况和国家治理需求为基础的。

（三）公民隐私和权益保护的制度规制

英国生物伦理学家迈瑞·莱维特和生物医学伦理与法律中心主任尤迪特·桑朵等人认为，医学技术领域的变革从个体权利视角来看，缺乏对道德、技术、程序等的制度规制，也会带来个体基本权利的忽视甚至忽略，技术将失去人性化，带来的将是浪潮式的巨大风险③。荷兰学者玛农·奥斯特芬从隐私与个人数据保护的视角出发，认为在大数据算法的影响下，个人权利和自由受到大数据的极大影响，需要建立可行的制度规制体系，法律等制度应为大数据设置相应边界。④

通过上述文献简要介绍，可以发现国外关于"互联网＋医疗健康"的研究，主要是从医疗科技变革、数据技术等视角出发，对医疗健康服

---

① ［德］塞巴斯蒂安·洛塞、莱纳·舒尔茨、德克·施陶登迈尔：《数据交易：法律政策工具》，曹博译，上海人民出版社，2021年，第1-24页。
② ［美］罗伯特·瓦赫特：《数字医疗》，郑杰译，中国人民大学出版社，2018年，第2-17页。
③ ［匈牙利］赫塔拉·麦斯可：《颠覆性医疗革命：未来科技与医疗的无缝对接》，大数据文摘翻译组译，中国人民大学出版社，2016年，第194-195页。
④ ［荷兰］玛农·奥斯特芬：《数据的边界：隐私与个人保护》，曹博译，上海人民出版社，2022年，第7页。

务和网络信息数据技术给人类社会带来的变革和危险，以及人类社会现有的制度规制体系如何应对，提出相应研究观点。这与前面数字经济治理和医疗健康治理的法学应用政策研究的方法和目标相同。

二、国内"互联网＋医疗健康"制度规制的研究

近年来，我国学者对于"互联网＋医疗健康"制度规制的研究关注，也是聚焦在这一新兴领域的规范化发展和安全问题领域。

（一）"互联网＋医疗健康"的政府监管制度规制

学者郑砚璐、黄有霖认为，"互联网＋医疗健康"的法律规制路径应从准入规范、行为约束、责任明确等层面入手健全立法[1]。钟三宇、范亲敏认为，我国"互联网＋医疗健康"需要从政策、技术等层面入手进行制度规制，规范和促进"互联网＋医疗健康"发展。[2]肖琴认为，政府当从医生准入、互联网医疗行为规范、患者安全等角度出发，建立和健全政府对"互联网＋医疗健康"的法律制度。[3]赵晓佩认为，互联网药房的制度规制需要从准入、平台规制、药品和药师规制等入手建立行为限制和禁止的法律制度机制，以化解互联网药房带来的风险。[4]因此，基于"互联网＋医疗健康"化解医疗资源配置不均衡、城乡发展差距等现实功能，政府通过制度规制引导和推动"互联网＋医疗健康"发展，促进城乡医疗服务资源均等化，是建立在"互联网＋医疗健康"能够

---

[1] 郑砚璐、黄有霖：《互联网医疗的法律规制》，载《福建医科大学学报》（社会科学版），2016年，第22-23页。
[2] 钟三宇、范亲敏：《互联网医疗服务法律监管研究》，载《重庆邮电大学学报》（社会科学版），2018年，第26-37页。
[3] 肖琴：《互联网医疗法律规制研究》，深圳大学硕士论文，2019年，第39-40页。
[4] 赵晓佩：《网上药房政府规制问题研究》，中国政法大学出版社，2022年，第132-155页。

实现医疗服务资源时空置换功能的基础之上。医疗服务资源时空置换理论①，是政府构建有效的"互联网＋医疗健康"制度体系，实现诸如分级诊疗、区域医疗资源均衡化等医疗改革目标，实现医疗服务和资源在时间和空间上的无局限价值，完成国家和政府在体制机制上满足人民群众医疗卫生健康需求职能。

（二）"互联网＋医疗健康"市场规范化发展研究

王学成、侯绍勋等学者从"互联网＋医疗健康"市场治理、"互联网＋医疗健康"平台、互联网医疗保险、互联网医院、互联网大数据等市场发展形态入手，探讨分析得出：我国"互联网＋医疗健康"的政策规制基本框架已经形成，但在很多方面需要持续优化完善。②王倩文认为健全和完善"互联网＋医疗健康"的数据信息法律法规，有助于推动"互联网＋医疗健康"有序发展。③张爱艳认为基于"互联网＋医疗健康"中的医疗过失认定难、药品犯罪风险高等，应加快完善"互联网＋医疗健康"民商事法、行政法等建设。④早期，基于对"互联网＋医疗健康"能够提供优质、实惠、高效、便捷的医疗服务⑤，也是满足新时代人民群众对多层次、多样化医疗健康服务的需求的转变，国家和地方的法律和政策等制度建设，在职能上实现引导和规范"互联网＋医疗健康"发展⑥，进而为"互联网＋医疗健康"发展提供完备的制度支撑体系，促

① 赵林度：《公平与效率：医疗服务资源均等化》，科学出版社，2018年，第165-181页。
② 王学成、侯劲勋：《互联网医疗：规制、市场与实践》，东方出版中心，2019年，第1-21页。
③ 王倩文：《健康医疗大数据应用发展的法律保障研究》，转引自冷传莉主编《人工智能与大数据法律问题研究》，知识产权出版社，2022年，第281-294页。
④ 张爱艳：《互联网医药中的犯罪问题研究》，转引自谢望原主编《网络犯罪与安全（2018）》，中国人民大学出版社，2019年，第221-229页。
⑤ 徐书贤：《互联网医院建设新浪潮》，载《中国医院院长》，2020年第10期，第28-38页。
⑥ 周元元、陈大方：《互联网＋医疗健康中法律与政策保障现状分析与建议》，载《中国癌症防治杂志》，2020年第6期，第606-609页。

进其规范、稳定运行。目前，绝大多数学者认为我国"互联网＋医疗健康"制度体系建设，应主要以政策体系来规范和促进"互联网＋医疗健康"发展，建立和健全"互联网＋医疗健康"政策规范体系是医疗健康改革和现代化发展的重要举措。[①]但也有学者提出"生命至上、健康无价"，必须构建法律强有力的制度规制体系。

（三）关于医疗健康信息安全保护研究

此研究的核心目标是站在公民隐私保护和权益保障的基础上，从公法保护私权的角度来认识和论证信息安全保护的重要性，[②]这是从国家对信息数据安全监管职能视角出发，提出国家建构法律法规等制度规制的要求。另外，从国家安全的高度出发，制定"互联网＋医疗健康"信息数据安全制度规范，需要从个人隐私法则、国家安全法则等法治理念入手，从技术设计、技术实施等层面入手，建立系统、全面、综合的法律制度规则体系[③]。在认知层面，过去，患者像对待"上帝"一样遵从医生给出健康建议，今天，人们越来越认识到自身权益的重要性，就医过程中的知情权、选择权等权利维护意识日渐觉醒。"互联网＋医疗健康"是健康、医疗、技术等数字化发展的产物，随着数据信息的不断完善和健全，医疗健康服务的内容和过程也越来越透明清晰，社会大众对医疗健康服务知情权、选择权等权利越来越重视。因"互联网＋医疗健康"是一种创新型技术与生命健康服务息息相关的新兴业态，国家和地方，

---

① 陈绍辉、廖安泽：《互联网医疗监管的变迁与发展完善》，载《医学与法学》，2022年，第36页。
② 王艳梅、刘晓阳：《算法治理术治理模式下的个人信息保护——从个人控制到有序》，转引自冷传莉主编《人工智能与大数据法律问题研究》，知识产权出版社，2022年，第102—122页。
③ 罗力：《新兴信息技术背景下我国个人信息安全保护体系研究》，上海社会科学院出版社，2020年，第97—102页。

乃至全球，对于这一领域的认识和研究尚处于技术快速演进和产业加速布局的阶段，许多问题尚未凸显，但一些复杂、综合、疑难风险和矛盾是可预知的，因此建构多元、综合、全面、系统就医疗健康秩序，需要技术和服务的标准化、政策化、法律化等系列的规范体系。

综观当今全球各国的"互联网 + 医疗健康"管理和治理制度研究，其根本与医疗健康法律规制底层逻辑是相同的，因为这一领域制度的建构，无论是法律规定，还是道德伦理等，其对生命的重视和衡量的价值是无任何差异的，均建构在法律统一和可接受的伦理价值观的基础上①。也就是说，"互联网 + 医疗健康"服务，无论其互联网等信息技术部分，还是医疗健康服务部分，都是建立在无差别的法律和道德规范统一的价值规则体系上，不能挑战普罗大众朴素的伦理和价值认知观。基于此，本书认为在我国现行法律体系中，即使没有关于"互联网 + 医疗健康"的专门法律或行政法规而只有一些与健康信息相关的法律法规，即使现行法律法规和政策等制度跟不上信息技术发展的时代步伐，但从生命健康的价值判断和普罗大众的朴素伦理价值观出发，现有法律法规也能够起到保障公众健康权益的法制基础支撑。

无论科技如何发展，"互联网 + 医疗健康"关涉生命健康，传统的医疗健康法律法规的公共理论以及大众所熟知的道德伦理秩序，尚不完善的法律法规等制度规制背后的法治理念和社会伦理价值秩序也能够起到规范和治理"互联网 + 医疗健康"的作用。但是，随着"互联网 + 医疗健康"发展，法律制度规制作为社会治理的基础，是十分必要，也是必须的。

---

① ［英］乔纳森·赫本：《医师法与伦理》，石雷、曹志建译，华中科技大学出版社，2022年，第 7 页。

第二章 国内外"互联网＋医疗健康"制度规制

健康是个人获得幸福，发挥其创造力和生产力的必要条件，安全而健康的公民是国家的政府体系、社会组织、文化传承、经济繁荣和国防安全赖以构建和运行的基础。[①]法律法规、政策制度等就健康而言，是能够使人民过上更健康、更安全生活的必要工具。因此，秉持这样的健康制度价值的认识，我们探讨"互联网＋医疗健康"的制度规制，探索和分析国内外现有的"互联网＋医疗健康"制度及其应用实践状态，总结归纳其核心价值及法律制度的不断优化和完善的过程，并对其在为公民提供健康服务过程的风险规避方式和方法及背后蕴含的法理展开制度规制分析和探讨，以期为中国"互联网＋医疗健康"的法律制度规制体系建设提供助益。

---

① [美]劳伦斯·高斯汀、林赛·威利：《公共卫生法：权力·责任·限制》，苏玉菊、刘碧波、穆冠群译，北京大学出版社，2021年，第8页。

第一节 国外"互联网+医疗健康"发展及其制度规制概况

一、美国"互联网+医疗健康"及其制度规制

对于互联网医疗业务的开展，在全球而言，美国属于较早的国家。1987年3月，美国宾夕法尼亚大学医院组织成立了一个由卫生工作者、销售商、顾问等组成的委员会工作组，称为HL7（Health Level Seven），该组织致力于医疗信息应用系统中交换的关键数据集合的格式和协议标准化的制定工作。1988年，美国首次开展国际远程医疗业务，是美国四家医院与亚美尼亚的一家医院之间开展的远程联通会诊。[①] 2009年，美国国会通过的《经济和临床健康信息技术法案》，被认为是美国医疗信息化发展里程碑性文件。该法案设置了奖惩措施，以促进和推广美国电子健康档案的普及应用。随后，美国加快信息技术与医疗健康服务融合，推动电子病历、患者健康服务、在线医疗、网上药店等业务发展。至2017年5月，美国最后一个州废除了不能通过互联网提供医疗服务的限制，随后，美国"互联网+医疗健康"在许多领域开创了全球先河。

美国在患者隐私权和互联网医疗信息安全方面的立法保护起步较早。1991年，美国卫生与公共服务部（United States Department of Health and Human Services，HHS）组建了WEDI（The Workgroup on Electronic Data

---

① 范先群：《互联网+医疗健康》，人民卫生出版社，2020年，第19页。

Interchange），该机构负责电子数据交换问题。1996年，美国前总统克林顿政府制定了医疗保险改革法案，简称HIPAA（Health Insurance Portability and Accountabillity Act/1996），用以推进美国医疗健康信息网络交换的安全性和标准化，该法案是美国第一个系统性保障公众医疗健康信息安全的法案。[1]虽然该法案经过了几番修改，但仍不能有效应对医疗健康信息技术的普及带来的社会问题。1997年美国政府出台了《平衡预算法案》（Balanced Budget Act of 1997），提出可通过医疗保险计划支付参保人的互联网医疗服务费用。此后，美国又先后在《健康信息技术经济和临床健康（HITECH）法案》《美国联邦法规》的修订中，增加了网络信息侵权强制措施及其赔偿的金额等规范内容。近年来，美国针对互联网医疗服务、移动健康APP、可穿戴人工智能健康监测设备等互联网医疗相关信息收集、交换等制定出台了《移动设备医疗APP管理法案》《安全和创新法案》[2]《停止销售和披露可穿戴设备、追踪器消费者健康数据法案》《信息透明与个人数据控制法案》《保护个人健康数据法案》《数据隐私和保护法案》[3]等几十部互联网医疗信息安全法律。同时，美国各州也颁布了大量的网络信息安全法案，为各州互联网医疗信息安全提供有力制度保障。

美国互联网医疗健康信息安全政策等制度规制体系性、系统性也十分强。从20世纪90年代开始，美国开始对医药分离、医生多点执业、医

---

① 徐文轩、刘博言、张雪：《"互联网+"视域下美国健康医疗信息安全管理对我国的启示》，中国医学伦理学，2021年，第304页。
② 李韬：《美国数字健康平台典型模式分析》，载《医学信息学》，2023年，第22-27页。
③ 详情参见张瑶、明书聪、王淼、梁冬晗：《创新与治理共促全球人工智能健康可持续发展》，转载自赵岩主编《人工智能发展报告（2021—2022）》，社会科学文献出版社，2022年，第1-17页；李志民：《美国首次公布〈美国数据隐私和保护法案〉（"ADPPA"）草案全文》，中国教育信息化网，https://web.ict.edu.cn/2022/zmhhs_0610/80380.html。

疗保险支付等制定规范性政策。2004年美国标准局出台了《电子病历系统功能》，这是全球首个电子病历的国家标准。近年来美国政府针对民众健康信息安全制定了《健康医疗供应商IT技术隐私和安全培训资源》《美国医疗协会患者隐私条例》《国家网络安全教育计划》《网络空间安全人才队伍框架》等系列政策。[①] 依据美国经验，"互联网＋医疗健康"规范化发展，不仅需要政策、制度规制和引导，更需要强有力的法律法规予以规范，进而构建健全完善的"互联网＋医疗健康"的制度体系和秩序环境，实现"互联网＋医疗健康"科学、有序、健康发展。

二、加拿大"互联网＋医疗健康"及其制度规制

1994年4月，加拿大政府授权信息高速公路顾问理事会开展一项工作，即调研信息技术对加拿大整体经济、文化及社会发展的意义。该理事会于1995年完成相关调研报告，并在报告中提出近300条建议与意见，其中有一点是：认为信息化及其互联网技术的应用对加拿大的公共卫生有着积极的意义。自此，加拿大开启了互联网与医疗的融合发展。加拿大作为北美地区"互联网＋医疗健康"市场的重要参与者，其14个省和地区的卫生行政监管机构通过加拿大电子健 康档案 Canada Health Infoway（CHI）系统来维护医疗电子病历信息化建设，该系统是由加拿大联邦政府资助建设的，是专门对医疗机构中医护人员与病患间关于诊疗服务的健康信息收集、交换、共享、下载等信息化的系统。[②] 2004年3月，

---

① 徐文轩、刘博言、张雪：《"互联网＋"视域下美国健康医疗信息安全管理对我国的启示》，载《中国医学伦理学》，2021年第3期，第305页。
② 彭雅睿、胡银环：《国外大众医疗健康信息服务平台分析及启示》，载《中华医学图书情报杂志》，2017年第5期，第14页。

加拿大政府通过了《获取信息法》，明确授权加拿大公民可以获取存储于联邦政府建立和运行的系统里的自己的所有信息，包括健康信息，这对于加拿大"互联网＋医疗健康"信息数据的互联互通的意义极其重大，打破了政府对公民信息数据的垄断，公民作为信息主体，可获取和通过同意协议移送个人所需信息数据，打通了"互联网＋医疗健康"信息数据联通行政壁垒。

加拿大的"互联网＋医疗健康"服务主要依附在 CHI。[①]其业务已经辐射到在线医疗及其设备、移动医疗应用及其软件、远程医疗服务、软件型医疗设备及其服务和医疗保健领域的人工智能设备等的网络互联互操作行为流程和领域。对此类智能医疗设备应用，加拿大政府组建了数字医疗审查部，专门对数字医疗安全性、数字疗法规范化进行专业审查。此外，加拿大政府制定了数字疗法安全审查程序制度，协同其他监管机构和利益相关方致力于"互联网＋医疗健康"服务安全审查。[②]可见，加拿大在"互联网＋医疗健康"政府监管体制机制建设上，实现了加拿大政府以专门常设机构负责"互联网＋医疗健康"安全审查监督业务，并形成了跨部门和行业的协同监管模式。

从加拿大"互联网＋医疗健康"业务开展历程可以看出，其"互联网＋医疗健康"制度规制体系尚不成熟。目前尚没有国家和地区统一医疗健康信息系统运行标准和系统的监管制度，但设立专门的常设机构负责"互联网＋医疗健康"信息数据安全审查，说明加拿大政府较为重视信息数据安全治理。

---

① 马文瑞、姜茂敏：《多元主体视域下互联网医疗协同监管策略》，载《科技发展》，2020 年，第 70 页。
② 米睿：《加拿大数字疗法发展趋势与前景》，转引自唐小松主编《加拿大发展报告（2022）》，社会科学文献出版社，2022 年，第 127-142 页。

三、新加坡"互联网＋医疗健康"及其制度规制

新加坡"互联网＋医疗健康"的建设与其国家智慧化建设同步一体推进，其中医疗数智化是国家数字化框架的一个重要环节，其"互联网＋医疗健康"的运行必须在智慧国家框架下才能实现。[①]目前，新加坡已建成较为完善的"互联网＋医疗健康"服务体系，从电子病历共享开放、医疗电子化交流平台、远程医疗和全天候医疗，以及弱势群体医疗获得便捷度和覆盖率等发展来看，新加坡"互联网＋医疗健康"发展进入成熟期。

新加坡"互联网＋医疗健康"的成功在于以下几点，一是前面提到的新加坡"互联网＋医疗健康"建设建立在智慧国家的整体框架之中，是国家数字化建设的重要组成部分，其运行离不开国家行政数字化统一化。二是新加坡已有较为健全而特有的医疗制度体系和有效医疗治理体系，即新加坡"3M"[②]基本医疗保障制度，该制度形成了政府、企业、个人共同承担医疗费用的机制，使得国民基础医疗体系全面而具可持续性，且有效保障了公民获取更为公平和高质量的医疗健康服务。三是医疗信息公开制度对新加坡卫生部医疗信息司负责的医疗信息数据管理、统计分析、出版发行、研究预测等职责予以明确，并要求医疗机构公开

---

① 顾清扬、姜天宝：《新加坡医疗系统：有效、公平、创新》，转引自毛振华主编《中国互联网医疗发展报告（2022—2023 年）》，社会科学文献出版社，2023 年，第 201 页。
② 新加坡"3M"基本医疗保障制度是指全民保健储蓄计划（Medisave）、终身保健计划（Medishield Life）和保健基金计划（Medifund），此基本医疗保障制度为新加坡公民医疗健康建构了三层保护机制。第一层保护是个人，来自 1983 年新加坡卫生部发布的《国家健康计划蓝皮书》提出的实施强制性的全民保健储蓄计划，次年，新加坡将个人储蓄账户引入医疗保险制度，建立了以个人储蓄账户为基础的医疗保险制度；第二层保护是公共和私人保险，前者是新加坡居民和永久居民都必须参加的国民医疗保险计划，后者是新加坡鼓励居民购买私人医疗保险，这两个保险建构了新加坡居民多层次医疗保障体系；第三层保护是政府补贴，是政府基于针对弱势群体，给予一定的医疗补贴或减免的政策。

各级别病房、各项目收费标准、医疗状况等信息，上述信息公开的可视化提高了社会对政府和医疗机构的服务监督效率，增强了医务服务管理效率。基于此三点，足见新加坡"互联网＋医疗健康"的制度规制体系较为完备，且监管主体较为系统且清晰[①]。

新加坡"互联网＋医疗健康"的监管法律政策等制度主要有《私立医院和诊所法》《西医法》等医疗法律，以及《临床指南》《护士行为指南》等规范性文件，还有一些关于互联网医疗中处方流转监管办法等。在这些制度基础上，新加坡形成了"互联网＋医疗健康"监管主体结构层次性和职责相对清晰的政府监管与社会监督机制，这也是基于新加坡多层次医疗治理体系基础而言，新加坡医疗监管机构组织主要是卫生部、卫生部内设委员会和非营利组织如卫生保健集团和医疗服务集团。卫生部负责医疗相关政府法律政策落地指导，卫生促进委员会、卫生科学局等7个内设委员会对公立医院服务、运行等监管，非营利组织建立完善自身医疗信息的管理和公示制度。

总体而言，新加坡"互联网＋医疗健康"的发展及其制度规制建设，充分调动了政府、市场和社会力量，并发挥各自优势和积极性，为民众建构了公平、可及、高效、高质量的医疗健康服务体系。

---

① 李贤壮：《互联网医疗服务法律监管问题研究》，中共广东省委党校2020年硕士论文，来自知网。

第二节　我国"互联网＋医疗健康"的制度规制体系

2015年，"互联网＋"上升为国家战略，中共中央和国务院加快"互联网＋医疗健康"制度规制体系建设。据统计，仅2015年，国家层面出台了25项相关政策[①]。截至2022年12月底，国家层面出台的相关法律法规政策等制度规范约100件。时至今日，有力的政策制度支持依然是学术和实务界对我国"互联网＋医疗健康"快速发展、高质量发展的研究热点和重点所在。实践中，对于我国"互联网＋医疗健康"的法律法规、政策等制度体系建设而言，"互联网＋医疗健康"涉及网络信息技术、医疗健康服务等相关新产业、新模式、新业态的秩序建构，推动"互联网＋医疗健康"市场有序、稳定、科学发展，是法治对医疗现代化和信息科学技术现代化治理的时代回应，也是促进和保障广大人民群众健康权益的必要举措。

"互联网＋医疗健康"法治秩序的构建，离不开现实中网络信息技术和医疗卫生健康服务业的发展状态。基于法律的延续性和综合性，"互联网＋医疗健康"的法律制度，包括了现有的网络信息技术、医疗卫生健康等相关法律法规等。根据时下"互联网＋医疗健康"发展需求，国家、社会、市场、行业等各类主体还需制定专门的互联网＋医疗规则规制体系。因此，梳理和厘清我国"互联网＋医疗健康"制度规制体系，

---

① 王学成、侯劢勋：《互联网医疗规制、市场与实践》，东方出版中心，2019年，第2页。

对促进和推动我国"互联网＋医疗健康"产业有序发展意义重大，也是为社会大众进入"互联网＋医疗健康"提供制度路径。因为群众是健康权的主体，健康权不兴，健康法理论研究就无法深入，健康法治就失去了基础。①因此，加快加强"互联网＋医疗健康"法律制度研究，是有力推进中国式现代化全过程人民民主的法治建设必要举措，对健全和完善我国"互联网＋医疗健康"法律法规等制度体系建设，和推动中国特色社会主义医疗卫生现代化治理体系和治理能力提升，具有十分重要的意义。

一、相关法律法规体系

党的十八大以来，全国上下牢牢把握全球网络信息化发展大势，立足我国互联网发展实践，将依法治网作为全面依法治国和网络强国建设重要内容，提出要坚持依法治网、依法办网、依法上网号召，让互联网在法治的轨道上健康运行。近年来，我国在加快构建健全和完善的网络法律规范体系、高效的网络法治实施体系、严密的网络法治监督体系、有力的网络法治保障体系等网络法治建设层面取得了较显著成就。

据统计，我国现行有效的"互联网＋医疗健康"相关法律法规数量十分可观，可从以下三个层面梳理和分析。

（一）互联网相关法律法规

截至2023年12月底，我国现行有效的互联网基础法律法规主要有《网络安全法》《数据安全法》《网络安全审查办法》《网络产品安全漏洞管理规定》等。其他关于互联网法律规制的法律散见于《中华人民共和

---

① 王晨光、刘碧波、柴月、梁晨、饶浩、乔宁：《健康法治的基石——健康权的源流、理论与制度》，北京大学出版社，2020年，序言。

国民法典》《中华人民共和国刑法》等法律中。

关于互联网电子交易法律，中央层面主要有：《中华人民共和国电子商务法》《中华人民共和国电子签名法》。关于电子交易的法规规定，截至2018年11月，国家各部委发布了《网络交易管理办法》《网络商品和服务集中促销活动管理暂行规定》《公共资源交易平台管理暂行办法》等30余件[①]。地方层面：广东、宁夏、山东等地及其有立法权的市共30余地制定了电子交易相关地方性法规。由此可见，从中央到地方，我国网络信息法律法规制度体系基本形成。

此外，为有效遏制算法共谋、大数据杀熟等不正当行为和现象，国家修订了《反垄断法》《反不正当竞争法》，涉及许多互联网电子交易行为规范内容，还制定出台了《区块链信息服务管理规定》《互联网信息服务算法推荐管理规定》《互联网信息服务深度合成管理规定》等法规，以及制定了《关于平台经济领域的反垄断指南》《互联网平台分类分级指南》《互联网平台落实主体责任指南》三个标准类规范文件。由此可见，我国互联网交易法律法规制度规制体系正处于不断完善优化阶段。

关于信息法律法规主要有：《个人信息保护法》《人口健康信息管理办法》《互联网上网服务营业场所管理条例》《关键信息基础设施安全保护条例》《未成年人网络保护条例》《全国人大常委会关于加强网络信息保护的决定》《互联网信息服务管理办法》等法律法规。此外，近年来国家尤为关注数据信息跨境流动、数据信息共享流通，制定出台了《数据出境安全评估办法》，以及《个人信息出境标准合同办法》等法规，为数据出境提供了相应的制度指引和规范。还有国家信息安全相关部委

---

① 法律出版社法规中心：《电子商务法规汇编》，法律出版社，2018年，第36－193页。

也制定出台了一些部门规章，如中央网络安全和信息化委员会办公室、工业和信息化部《个人信息保护合规审计管理办法》《电信和互联网用户个人信息保护规定》《工业和信息化领域数据安全管理办法》等。这些法律法规主要分为信息系统安全、信息内容保护、信息传播交易安全三类。

结合前述数字经济、网络信息技术的法律规制理论，和上述我国现有网络信息法律法规，可以看出国家法律法规规制的框架围绕社会秩序、市场交易、交易主体权利、国家管理职责等来建构，基本奠定了数字经济社会治理体制机制建构的法制基础。

（二）医疗健康相关法律法规

随着中国特色社会主义基本制度体系的不断优化和完善，医疗健康法治建设作为其中重要的组成部分也有了较快的发展，较好地适应了医疗健康事业发展的需要。2018年，根据国务院机构改革，第十三届全国人民代表大会第一次会议审议批准设立中华人民共和国卫生健康委员会，不再保留原有的卫生和计划生育委员会，负责统筹管理国家医药卫生、疾病预防控制、中医药管理等工作。根据国家卫生健康委员会职能，我国医疗健康法律法规涵盖了卫生应急、卫生执法与监督、医政管理、医事服务、药政管理、妇幼保健和计划生育等内容。本节将根据上述内容分类，对我国2018—2022年关键性"互联网＋医疗健康"法律法规进行梳理分析。以此，从法律法规的规范内容方面再次对前述提出的医疗健康的法学应用政策研究融合了社会学和法学、管理学和法学等应用实践特性作出佐证，论证医疗健康法学研究中实证法学研究的理论与方法的重要性。

前面我们谈到医疗健康对人类社会和国家建设的重要。就个人而言，健康对于人的重要性是不言而喻。马斯洛"基本需求层次理论"说人的需求是分层次的，而生命健康属于第一层次，是最基本的需求。[①]法律是保障健康最基本、最有力的工具，因为正如法国思想家托克维尔所说"没有一个伟大的民族不尊重权利"，用法律来确立和保障人民群众的健康权是国家法治现代化必要和有效的举措。对于我国而言，《中华人民共和国宪法》第21条、第25条、第26条、第33条、第36条、第37条、第41条、第42条、第44条、第46条、第49条、第89条、第107条、第111条、第119条从医药、卫生、体育、计划生育、生态环境保护、劳动休息、社会保障、老人妇女儿童、卫生机构等对健康保障作出规定。同时，《中华人民共和国民法典》中侵权责任编第六章对医疗服务过程中对自然人生命健康权益损害责任作出规定。同样，《中华人民共和国刑法》对侵害生命健康权刑事犯罪行为也作出具体罪名和相应刑罚规定。2019年12月，历时10余年的《中华人民共和国基本医疗卫生与健康促进法》正式颁布出台，这是我国医疗卫生领域的基本法，该法共十章一百一十条，对我国基本医疗卫生服务、医疗卫生机构、医疗卫生人员、药品供应保障、健康保障、监督管理以及法律责任等作出规定。[②]该法的出台，从立法上明确了政府、医疗机构、社会等主体推动国家基础医疗、健康职责和资金保障责任以及满足社会大众医疗卫生健康服务需求的职责，为我国基础医疗和健康社会机制运行常态化、规范化运行提供了明确的法律支撑。

具体法律法规体系的内容包括几类。卫生应急法律法规主要有《突发事件应对法》《突发公共卫生事件应急条例》《传染病防治法》《国境卫生检疫法》等20余部，包括了卫生应急行政管理、社会应对、物资保

---

① ［美］亚伯拉罕·马斯洛：《动机与人格》，许金生等译，中国人民大学出版社，2012年，第49页。
② 详见中华人民共和国第十三届全国人民代表大会常务委员会第十五次会议于 2019 年 12 月 28 日通过，2020 年 6 月 1 日起施行的《中华人民共和国基本医疗卫生与健康促进法》。

障等规定。①医政管理法律法规主要有:《卫生行政许可管理办法》《医疗机构管理条例》《医疗器械监督管理条例》《血液制品管理条例》等近100部,涉及卫生执法与监督,医疗机构管理,医师和护士管理,血液、药品、中药、医疗器械、医事服务、广告等内容。②此外,还有诸如《行政处罚法》《精神卫生法》《食品卫生法》《学校卫生工作条例》等与健康相关的法律法规规章。从现有的医疗健康法律法规体系内容来看,我国医疗健康法律法规尚不完善和健全,一些与医疗健康相关的实体性和程序性法律法规规定较为粗糙,政府、医疗机构、企业、社会等权责不够清晰,现实中权力(利)和利益博弈与撕扯现象较为突出,这都是由于法律法规制度较为粗糙,造成卫生健康市场主体权责充满不确定性。

(三)"互联网＋医疗健康"专门法律法规

近年来,国家加快"互联网＋医疗健康"法治化、规范化建设,促进和推动"互联网＋医疗健康"法治现代化建设,加快了"互联网＋医疗健康"法律法规制定的步伐。据不完全统计,中央层面现行有效的"互联网＋医疗健康"法律法规有:《互联网医院管理办法(试行)》《互联网医疗卫生信息管理办法》《互联网诊疗监管细则》《医疗机构检查检验结果互认管理办法》《医疗卫生机构网络安全管理办法》《远程医疗服务管理规范》《互联网诊疗管理办法》《互联网药品信息服务管理办法》等10余部,这些行政法规主要围绕"互联网＋医疗健康"服务优化、健康大数据平台建设等监督管理和风险防范化解,以及"互联网＋医疗健康"服务安全和质量作出规范。可以看出,上述法律制度几乎都是中央部门规章,主要是行业行政监管规范,从法的位阶来看,效力是较低的。

---

① 《医疗卫生法律政策全书》,中国法制出版社,2021年,第42-116页。
② 《医疗卫生法律政策全书》,中国法制出版社,2021年,第127-973页。

二、相关政策规制体系

我们通过梳理分析我国信息化技术政策发展脉络，总结归纳出我国信息化技术政策发展脉络，我国"互联网＋"、大数据、人工智能与健康医疗相关的政策发展大致分为四个阶段：第一阶段是2009—2013年"政策萌芽期"，第二阶段是2013—2015年"政策形成期"，第三阶段是2016—2017年"政策发展期"，第四阶段是2018年至今"政策完善期"。[①]本章结合实际，系统统计梳理了2013—2022年我国互联网、大数据、人工智能与医疗健康的融合发展相关政策文件（详见表2-1）。

2015年3月6日，国务院办公厅发布了《全国医疗卫生服务体系规划纲要（2015—2020）》（国办发〔2015〕14号），该文件发布后，全国上下全面启动了医疗健康与移动互联网、大数据、云计算、物联网等信息化技术融合应用。2015年起，无论是国家政策规范性文件，还是"互联网＋医疗健康"产业均进入了快速发展期。

（一）互联网、大数据、人工智能相关政策规制

2015年以来，国家出台了许多互联网、大数据、人工智能应用和发展的政策制度，包括基础设施建设、技术和产品研发创新、保障体系建设等各层面内容。下面就一些重要政策制度作详细解读。

2015年7月1日，国务院印发《关于积极推进"互联网＋"行动的指导意见》（国发〔2015〕40号），该意见提出互联网与医疗健康等融合发展目标，明确指出："健康医疗等民生领域互联网应用要实现服务更加多元的模式，发展互联网＋医疗、健康、养老、社会保障等新兴服务业，

[①] 李骥：《医疗健康大数据的政策发展与产业应用》，转引自毛振华主编《中国互联网医疗发展报告（2022—2023年）》，中国社会科学文献出版社，2023年，第50页。

推广在线医疗卫生新模式。"同时，该文件正式开启了医疗卫生健康服务业信息化建设历程，对医学影像、健康档案、检验报告、电子病历等医疗信息的采集和储存鼓励推行构建第三方共享服务平台建设，建立跨医疗机构信息共享机制体制。另外，还对互联网预约、候诊、缴费、报告查询、药品配送等便捷服务作出规定，并提出了加强基层医疗机构的远程医疗、信息化建设的要求。2015年8月31日，国务院印发《促进大数据发展行动纲要》（国发〔2015〕50号），该纲要指出，要在医疗健康领域全面推广大数据应用，并对医疗卫生大数据平台建设、制度、标准、开放共享度等方面建设提出要求。另外，提出健康医疗等重点领域要探索建立数据科学驱动行业应用模型，鼓励发展大数据与医疗健康典型案例，发展行业典范，带动大数据与医疗卫生健康融合产业、产品、技术、研发等方面的发展要求；同时，指出要鼓励和支持政府、企业、科研机构、社会组织挖掘和释放政务数据平台红利，建立政务数据公开标准和目录。

2016年6月21日，国务院办公厅印发了《关于促进和规范健康医疗大数据应用发展的指导意见》（国办发〔2016〕47号），对医疗卫生健康大数据规范化建设作出目标、重点任务、项目工程和相关组织实施措施等详细规定。特别强调：政府要全面推动医疗健康信息系统和公众医疗健康数据融合和开放；要求建成国家、省、市、县四级人口健康信息平台，强化公共卫生、计划生育、医疗服务、医疗保障、药品供应、综合管理等应用信息系统数据平台建设，数据实行分级分类分域共享；实现移动便携可穿戴等智能医疗健康器械的数据与公共卫生健康数据平台的接入和应用等目标。

2016年5月18日，国家发展改革委、科技部、工业和信息化部、中央网信办联合发布《"互联网+"人工智能三年行动实施方案》（发改高技〔2016〕1078号）该方案指出：国家支持在医疗健康等重要领域开展人工智能应用试点示范建设，这为地方先行先试提供了有力的政策支持。2016年12月18日，工业和信息化部印发了《大数据产业发展规划（2016—2020年）》（工信部规〔2016〕412号）对医疗卫生健康公共服务构建大数据产业发展平台作出长期规划和发展部署，提出全面推进大数据的共享和开放，提升大数据的开发应用能力。2017年7月8日，国务院印发了《新一代人工智能发展规划》（国发〔2017〕35号）。该规划提出：加快人工智能医疗新模式新手段的应用在全国范围推广，建立快速精准的智能医疗体系；并提出加快建立智慧医院，推动可穿戴人工智能健康监测设备器械研发和推广，开发手术机器人、智慧诊疗助手、人机协同临床智能诊疗、智慧影像检查、病例分析、会诊，以及人工智能与药品、基因、蛋白、代谢等方面的研发。同时也对医药监管、疾控等的智能化发展提出要求。

2017年4月24日，科技部印发《"十三五"生物技术创新专项规划》，该规划要求推动生物医学与材料、电子信息等多学科融合发展，突破生物医学影像等技术性发展，同时对生物医药、新型疫苗等关键技术和产品的研发向精准化、个体化发展要求。

（二）"互联网+医疗健康"相关政策规制

2018年以后，国家各有关部门针对信息技术、大数据出台的政策更具针对性，更加详细具体。

2018年4月28日，国务院办公厅发布《关于促进互联网+医疗健康发展的意见》（国办发〔2018〕26号），从服务体系、技术支撑、行业监管和安全保障四个层面对"互联网+医疗健康"作出详细具体部署和安排。关于互联网医疗卫生健康服务模式和形式提出：发展医疗机构诊前、诊中、诊后的线上线下服务模式、医联体的分级诊疗；公共医疗卫生健康服务的信息化、智能化建设；互联网＋医药器械、医保结算；互联网＋医学教育和科普服务；人工智能医疗应用等五个方面的建设要求；同时提出加快制定出台医疗信息数据共享制度政策办法，加强对第三方医疗互联网资质、行为审查和监管。

（三）"互联网＋医疗健康"、医药卫生体制改革相关政策

医药卫生体制改革是医疗健康事业发展适应经济社会发展的必要举措，早在2003年国家制定颁布了《全国卫生信息化发展规划纲要（2003—2010年》，提出开展医疗机构信息化建设。到2009年我国第三轮医改启动，国家发布了《中共中央国务院关于深化医药卫生体制改革的意见》首次明确提出医药卫生领域全面启动信息化建设。随后，我国医药卫生信息化建设进入高速发展期。仅2013—2021年发布了十余件医药卫生体制信息化改革政策，为促进和推动医药卫生信息化、数字化、智能化提供系统制度指引。国家层面就医药卫生健康信息化、智能化改革和发展出台了一系列规范性政策文件（见表2-1），2022年、2023年中央先后出台年度医改重点工作，详细部署了年度医改目标任务，明确了"互联网＋医疗健康""五个一"服务行动、全国医疗卫生机构信息互通共享、远程医疗服务覆盖等发展目标。国家和地方高度重视"互联网＋医疗健康"发展对医药卫生体制改革的促进作用，加快政策体系支持的同时，将全面推进医疗卫生健康大数据库和平台建设作为我国医药卫生体制改革重要任务和重点目标来推进。

表2-1 2013—2022年我国"互联网＋医疗健康"相关政策统计表

主要内容	政策名称	发布时间	互联网、大数据、人工智能医药卫生健康内容
基本健康服务	关于促进健康服务业发展的若干意见	2013年9月28日	发展线上健康服务，发展基层、偏远和欠发达地区远程医疗、数字化健康信息系统建设
远程医疗	远程医疗信息系统建设技术指南	2014年12月10日	远程医疗信息系统建设作出具体明确规定
人口健康	人口健康信息管理办法（试行）	2014年5月5日	人口医疗卫生健康信息化建设
中医药	中医药发展战略规划纲要（2016—2030）	2016年2月26日	推动互联网＋中医医疗
科技创新	"十三五"国家科技创新规划	2016年7月28日	实现生物健康领域类人工智能技术、设备、平台的突破发展
健康中国	"健康中国2030"规划纲要	2016年10月25日	规范和推进健康医疗大数据应用，实现人工智能医疗领域的应用
卫生与健康	"十三五"卫生与健康规划	2016年12月27日	全面实施"互联网＋"健康医疗益民服务，建立远程医疗业务平台，全面深化健康医疗大数据应用，推进线上诊疗服务
分级诊疗	关于推进医疗联合体建设和发展的指导意见	2017年4月23日	医联体内远程诊疗、统一信息数据平台
药品供应	关于进一步改革完善药品生产流通使用政策的若干意见	2017年1月24日	推进"互联网＋药品流通"应用
社会医疗服务	关于支持社会力量提供多层次多样化医疗服务的意见	2017年5月23日	促进互联网与健康融合，发展智慧健康产业，促进云计算、大数据、移动互联网、物联网等信息技术与健康服务深度融合，大力发展远程医疗服务体系
体制改革	"十三五"深化医药卫生体制改革规划	2016年12月27日	要求实现分级诊疗、现代医院管理、全民医保、药品供应保障、综合监管等方面制度建设上有突破
医保支付	关于完善"互联网＋"医疗服务价格和医保支付政策的指导意见	2019年8月17日	健全互联网医疗服务价格形成机制，明确互联网医疗纳入医保支付的整体原则

续表

主要内容	政策名称	发布时间	互联网、大数据、人工智能医药卫生健康内容
医疗价格	关于积极推进"互联网+"医疗服务医保支付工作的指导意见	2020年10月24日	明确互联网医疗服务协议管理的范围、医保定点申请条件、医保结算对象、总额预算管理等
公立医院	关于推动公立医院高质量发展的意见	2021年6月4日	推动云计算、大数据、物联网、区块链、5G等信息技术与医疗服务深度融合;推动电子病历、智慧服务、智慧管理"三位一体"智慧医院和医院信息标准化建设

三、实践成效及分析评价

(一)法律规制问题和分析

"互联网+"、大数据、人工智能与医药卫生健康融合共享经济新模式的实现,技术的创新、新业态的建立不是想象力和政策推动力能实现的,这需要法律制度与科技的进步相衔接予以保障[①]。但目前我国医疗健康与互联网信息技术法治环境建设存在问题。

1. 缺乏系统性法律法规约束机制

2018年9月,国家卫生健康委员会和中医药管理局联合出台了《互联网诊疗管理办法(试行)》《互联网医院管理办法(试行)》《远程医疗服务管理规范(试行)》三个部门规章,对互联网诊疗、资质、远程医疗服务行为作为规范规定,但是具体到医疗保障、医药卫生监管方面,尚无相关法律法规或是政策支撑。另外,虽然中央也出台了大量的鼓励

---

① 卢现祥:《共享经济:交易成本最小化、制度变革与制度供给》,载《社会科学战线》,2016年第9期,第59页。

性和引导性的医药卫生健康相关制度，对"互联网＋"、大数据、人工智能等的规范化发展提出要求，但是因政策缺乏法律法规强制约束力，在具体实践操作层面，不能产生权利（权力）义务（职责）边界规范和指引，到了执行层面轻者政策落实不到位，重者给国家安全、群众权益、社会稳定等带来极大隐患。

2. 缺乏医药改革和医疗资源均衡组织法支撑

虽然，国家医药卫生体制改革经历几轮，但是社会医疗健康供给矛盾依然突出，人民群众对自身健康的不确定和保障能力不可预测性意识越来越强烈，根本原因在于现有的医疗健康服务体系无法满足人民群众日益增长的需求，也是国家公共医疗服务体系组织权责不够清晰，致使改革跟不上时代和社会大众发展需求。根据我国现有国家机关单位组织法，对医疗健康国家各级机关起到一定规范作用，但是对于现代医疗科技和信息技术发展而言，现有法律显然是滞后的，且当前我国网络信息组织机制乃至医疗卫生健康网络信息组织机制也是不健全的。对个人而言，《电子商务法》《网络安全法》《刑法》《消费者权益保护法》《公共图书馆法》《国家情报法》《测绘法》也能对"互联网＋"、大数据、人工智能等医药卫生健康行为实现法律约束，但是由于医药卫生健康涉及伦理性、公共性等属性，这些碎片化的法律制度无法避免重大失误的出现。以医保支付为例，由于我国城乡、区域、管理、财政等分割现实，医保支付的标准化、信息化推进非常困难，就连基本医保的运行也存在质量和效率难以提高的困局，于是，城乡法定"医保不公平"[①]成了医药体制改革的堵点和难点。

---

① 孙淑云：《改革开放 40 年：中国医疗保障体系的创新与发展》，载《甘肃社会科学》，2019 年第 5 期，第 21 页。

3. 缺乏数据共享开放法律法规

"互联网＋医疗健康"的便民惠民关键在于能够实现跨区域诊疗服务，跨区域诊疗服务的实现关键在于区域医疗健康平台上不同医疗机构的患者健康信息数据共享、可利用。但是，由于技术、制度等制约因素的存在，"互联网＋医疗健康"的普及应用仍受到信息数据共享开放的局限。当前，对地方政府及其部门而言，从政务信息数据的安全以及技术和平台第三方建设运行运维的技术等要素考虑，不愿、不敢、不会实施政府内数据共享或是向社会开放[①]是常态化的问题，致使数据信息共享的社会化很难实现，因此，社会参与"互联网＋"、大数据、人工智能与医药卫生健康融合产学研存在"数据获取难"的现实困境是制度建设痛点。原因在于信息数据在立法层面权属不清，致使实践中不仅政府或政府部门居民健康信息数据共享联通障碍较多，对于医疗机构尤其是公立医院的医疗健康信息数据的共享开放困难更多。

另外，由于数据采集、分析和应用层面缺乏数据所有权和使用权法律明确的界定，政府、医疗机构、医药企业、个人多方主体之间对数据资源的权利归属在现实呈真空状态，这就为信息泄露等侵权埋下隐患，也带来了大量发现和处理难题。同样，"互联网＋医疗健康"信息数据共享主体和共享开放边界不清，缺乏明确的法律依据，诸如医疗健康信息数据科研等二次利用价值实现也是十分困难，信息数据集约价值、数据库建设意义等在社会实践层面不能实现，大量数据信息束之高阁。

---

① 上海公安学院智慧公安研究课题组：《大数据应用的法治保障》，载《上海公安高等专科学校学报》，2018 年第 3 期，第 9 页。

（二）政策规制实效与分析

1. 中央政策落地落实操作性不够强

虽然，国家出台发布了大量关于"互联网＋医疗健康"等智慧医疗政策和规范性文件，但是由于国家层面到省（市区）级行政政策联通或落地实施缺乏具体评估评价机制，加上一些政策制度较为粗糙，出现大量政策在没有配套保障举措或相应行政措施的推进和落实机制监督下，无法实现落地实施。以医疗信息化建设为例，绝大多数医院需自己投入大量资金人力建立信息系统。目前，绝大多数医疗机构虽也建成了自有信息系统，但很多医疗机构之间信息系统仍存在不联通、不兼容等问题。2015年，国务院办公厅印发的《关于推进分级诊疗制度建设的指导意见》明确规定，到2017年基本实现大病不出县的目标，但目前大量患者涌向北京、上海等优质医疗资源聚集地，这一问题长期得不到解决，不仅仅是"互联网＋医疗健康"普及应用辐射不够，更深层的原因，是中央医改政策在地方落实难。究其原因，在于政策制度落地通道不顺畅，导致政策红利释放不到位，推进困难重重，成效不明显。

2. 政策落地的可行性和实践堵点多

还以《关于推进分级诊疗制度建设的指导意见》（以下简称《意见》）为例，《意见》明确提出，鼓励利用互联网的方式开展分级诊疗，化解我国医疗资源结构和分布不合理问题。但《意见》关于互联网如何消除医疗资源配置不均衡、如何让优质医疗资源下沉到基层、如何建立分级诊疗服务体系等等没有具体指向和引导措施，导致现实中各地以"文件落实文件"的形式主义成为近几年各级行政体制改革的重点和难点。再次回到"分级诊疗"政策的落地，其中关于中央提出的"基层首诊、双向转诊、急慢分治、上下联动"分级诊疗政策目标实现，仍需地方在分级诊疗制度建设中通过顶层设计、关键政策分类落实和主要举措上因地制宜下功夫。但对于地方而言，这一重大改革举措不是卫生健康委员会通过一项制度就可实现的，仍需联合发改、财政、医药等联合推进。

3. 现行政策制度与医护人员、患者对接不紧密

好的政策制度不能把握服务对象的需求风向标，就无法实现扬帆远航的目标。2014年11月5日，原国家卫计委、发改委、人社部、中医药管理局5部委印发了《关于推进和规范医师多点执业的若干意见》（国卫医发〔2014〕86）号提出"发挥政策导向作用，鼓励医师到基层、边远地区、医疗资源稀缺地区和其他有需求的医疗机构多点执业"。在政府行政审批程序简化改革的浪潮推动下，各地卫生健康委（或卫计委）简化医生注册审批程序，无论医疗健康政务网还是医疗机构办公网，开始推进电子审批签单。但实践中，由于各医院留人、用人等制度限制，多点执业医生多数倾向于向所服务医联体或定点帮扶单位形式化、走过场的布局，加上医疗机构内较强的行政束缚，致使多点执业效果和社会效益发挥不够显著。另外，患者基于传统就医观，以及对于通过互联网虚拟空间实现的惠民便民医疗服务质量持严重怀疑的态度，惯常情况下，"互联网＋医疗健康"便民惠民停留在挂号预约、线上健康咨询等浅显尝试试验，即使诸如远程诊疗等成熟技术仍得不到普及应用。原因在于现有政策制度对医患群体利益涉及不够，无法有效改善传统医疗服务模式。

第三节　我国"互联网＋医疗健康"制度规制的地方制度体系

法学应用政策研究的方法论是基于功能法学的价值机理，正如大法官霍姆斯说："法律的生命在于经验，而不在于逻辑。"坚持法律效果与社会效果的有机统一，始终是中国法治建设的核心目标，也是发挥法治在深入推进国家治理体系和治理能力现代化过程的应有之义。十三大报告明确提出"建设社会主义法治国家"的目标；十四大报告强调"依法治国"对中国特色社会主义建设的重要性和紧迫性。地方立法和相应制度体系完善是国家法律法规体系健全和完善的过程，也是"依法治国"战略在地方法治建设层面的体现。基于以上理论和国家法治建设目标，我们通过对国家区域法治经验积累论证，分析探讨地方"互联网＋医疗健康"制度规制体系建设的理论机理和实践逻辑。

一、地方竞争与地方法治完善理论

亚里士多德说："法律就是秩序，有好的法律才有好的秩序。"中共十八届三中全会提出"发挥中央和地方两个积极性""直接面向基层、量大面广、有地方管理更方便有效的经济社会事项一律下放地方和基层管理"；十八届四中全会提出"完善不同层级政府特别是中央和地方政府法律制度""强化省级政府统筹推进区域内基本公共服务均等化职责，强化实现政府执行职责"；党的二十大报告明确提出："在法治轨道上推动中国式现代化";2023年3月15日修订实施的《中华人民共和国立法法》第81条进一步扩大地方立法范围,明确地方可以就"城乡建设与管理、生态文明建设、历史文化保护、基层治理等方面的事项制定地方性法规"。这些都表明,地方发展与地方治理,需要通过地方健全和完善的制度体系来调动积极性。关于这一点有学者通过地方法治和发展关系论证得出"社会倒逼地方推进法治发展"形成创新、激励机制,进而从"忠诚度"核心政治竞争向"规则型治理"核心的法治竞争发展。[①]

医药卫生健康事业是国家和地方公共产品供给的重要内容,也是地方竞争效能在实现地方治理权的最大化显现。当前,不少地方为了吸引外地企业、人才、资金、项目等,通过创制地方性政策等规范性制度,优化医疗、教育、住房等公共服务供给,"筑巢引凤"实现招商引资目标。这是地方法治竞争横向模式的凸显,在更重要的层面推动了地方民生公共服务发展。因此,党的十八大以来,中央提出"法治是最好营商环境",通过中央简政放权、地方先行先试等一系列举措,实现地方营商环境法治化建设。

全国各地在"互联网＋医疗健康"方面的发展也是摸着石头过河,积极探索,通过建立健全"互联网＋医疗健康"制度体系,促进和推动地方"互联网＋医疗健康"有序发展。

二、宁夏"互联网＋医疗健康"制度规制体系

2015年以来,宁夏积极推动地方"互联网＋"、大数据等信息技术

[①] 周尚君:《地方法治竞争范式及其制度约束》,载《中国法学》,2017年第3期,第88页。

制度建设探索，于2018年凭借大数据产业发展优势，获批建设宁夏"互联网＋医疗健康"示范区、"互联网＋教育"示范区，并于2023年成功通过国家验收。在此期间，宁夏先行先试，立足实际，探索制定出台了多项"互联网＋医疗健康"地方性法规和规范性文件。据统计，截至2024年3月底，宁夏及其五地市制定出台了60余件"互联网＋医疗健康"政策等制度，涉及"互联网＋医疗健康"产业发展、医保支付、准入规范、平台建设等等内容，为宁夏加快推动"互联网＋医疗健康"示范区建设提供了强有力的政策支持，同时也促使地方"互联网＋医疗健康"制度体系健全和完善取得显著成绩。

党的十八大以来，宁夏积极探索"互联网＋医疗健康"制度体系建设，2018年7月，宁夏获批建设全国首个"互联网＋医疗健康"示范省（区），开展医疗健康大数据中心和产业园国家试点建设。为更好推动建设"互联网＋医疗健康"示范区，宁夏回族自治区党委、政府和各地积极探索，印发了《宁夏回族自治区互联网医院管理实施办法（试行）》《宁夏回族自治区互联网诊疗监督管理办法（试行）》等法规政策制度，有效促进和推动宁夏"互联网＋医疗健康"产业稳定有序发展。

2016年12月9日，自治区党委和政府印发了《"健康宁夏2030"发展规划》（宁党发〔2016〕52号），明确提出建立和健全宁夏全民健康信息化、公共卫生信息系统、远程医疗等制度机制建设，尤其是为加快医院与公共医疗大数据共享系统和平台的建设，提出了联通从国家到乡一级医疗机构五级规范管理和应用建设目标，这为宁夏医疗卫生大数据互联互通打下坚实的制度基础。

2018年7月5日，宁夏回族自治区原卫生和计划生育委员会、自治区人力资源和社会保障厅、自治区食品药品监督管理局联合印发了《宁夏互联网＋医疗健康便民惠民行动计划（2018年—2020年）》（宁卫计办发〔2018〕55号），提出"互联网＋医疗健康"为核心的三年医疗卫生健康体系、服务模式、监管方式和资源配置等跨越式发展目标，要求加快推动便民医疗健康服务体系的建设，具体明确诊疗网络预约、线上结算、分级诊疗、远程医疗等30项惠民建设目标。

2019年1月25日，中华人民共和国国家卫生健康委员会、宁夏回族自治区人民政府出台了《关于印发宁夏回族自治区"互联网＋医疗健康"示范区建设规划（2019年—2022年）的通知》（宁政发〔2019〕6号）。[①]

该文件是全国首个"互联网＋医疗健康"示范区建设规划，对于数据信息库建设提出统一规范、专网、平台、保障体系等方面的制度、政策、标准、资源库等目标，并提出建设和发展中卫与银川大数据中心及产业园、建设"1+2+2+N"区域医疗中心，对建立和健全健康信息、互联网健康、互联网诊断、互联网医药、互联网运营监管五大平台建设目标也作出明确规划。同时，宁夏回族自治区人民政府办公厅印发了《宁夏回族自治区"互联网＋医疗健康"示范区建设实施方案》，明确了此后四年宁夏推进示范区建设的具体目标。

2021年3月12日，宁夏医疗保障局发布《宁夏回族自治区"互联网＋"医疗服务医保支付管理办法》（宁医保发〔2021〕40号），明确了互联网复诊、互联网（远程）会诊等6项新的医疗服务项目的试行价格和医保支付政策，进一步扩大了宁夏"互联网＋"医疗服务的覆盖面，有力推动了宁夏"互联网＋医疗健康"产业发展。

---

① 中华人民共和国国家卫生健康委员会 宁夏回族自治区人民政府：《关于印发宁夏回族自治区互联网＋医疗健康示范区建设规划（2019年—2022年）的通知》宁政发〔2019〕6号，宁夏回族自治区人民政府网 https://www.nx.gov.cn/zwgk/qzfwj/201902 /t20190212_1277140_wap.html.

2023年7月16日，宁夏回族自治区人民政府办公厅发布《关于印发加快"互联网＋医疗健康"高质量发展实施方案的通知》（宁政办发〔2023〕28号），为宁夏"互联网＋医疗健康"示范区建设验收成功后巩固示范区建设成果，提升宁夏"互联网＋医疗健康"发展质量提供有力的政策支持，并明确了目标任务。

据统计，宁夏建设"互联网＋医疗健康"示范区以来制定出台了《宁夏回族自治区互联网医院管理实施办法（试行）》《银川互联网医院管理工作制度（试行）》《银川互联网医疗机构监督管理制度（试行）》和《银川互联网医院管理办法（试行）》等10多项"互联网＋医疗健康"地方性法规和规范性文件，为"互联网＋医疗健康"有序、稳定、长远发展提供了立法支撑的同时，也有效地巩固了宁夏"互联网＋医疗健康"示范区建设经验成果。

在机制建设层面，宁夏建成了"互联网医院在线监管平台"，基本实现对各级医院医疗服务行为、服务质量等数据全过程监管。同时银川市成立了全国首个"互联网＋医疗健康"协会，推动建立了行业自律机制。

三、北京市"互联网＋医疗健康"制度规制体系

相较于国家"互联网＋医疗健康"法律法规和政策制度的纲领性、指导性等特征，地方"互联网＋医疗健康"制度规制大多是国家顶层设计的配套落实举措，根据国家法律法规和政策等制度的推进和落实惯例，地方根据其发展实际，通过制定相应政策制度、建立健全机构机制等形式逐级推进实施。全国"互联网＋医疗健康"地方产业发展较为突出的是北京市、上海市、浙江省、贵州省、山东省等地，以下就北京市"互

联网＋医疗健康"政策规制予以分析论证。

目前，北京市"互联网＋医疗健康"发展处于全国领先地位，据统计，仅2022年北京市出台互联网医疗相关政策等规范性文件就有10余部。[①] 早在2001年北京市就制定出台了《北京市互联网医疗卫生信息服务管理办法（暂行）》《北京市平台经济领域反垄断合规指引》等规范互联网医疗产业发展的法规和地方性规范文件。

与此同时，北京市为加快"互联网＋医疗健康"信息化、数字化、智能化的政策部署，制定出台了《关于促进"互联网＋医疗健康"发展的意见》《关于深入开展"互联网＋医疗健康"便民惠民活动的通知》《关于开展"互联网＋护理服务"试点工作的通知》《"十四五"优质高效医疗卫生服务体系建设实施方案》《关于发展和规范互联网居家护理服务的通知》《关于制定互联网复诊项目价格和医保支付政策的通知》《关于加强医疗卫生机构研究创新功能的实施方案（2020—2022年）》《深入推进医养结合发展的实施方案》《关于北京市互联网医院许可管理有关工作的通知》《加快医药健康协同创新行动计划（2021—2023年）》《关于加快建设全球数字经济标杆城市的实施方案》[②] 等政策制度，从服务体系、支撑体系和监管保障等方面为北京"互联网＋医疗健康"规范发展提供了明确的制度支撑，也为北京"互联网＋医疗健康"在全国领先发展提供有力政策支持。

[①] 毛振华：《中国互联网医疗发展报告（2022—2023年）》，社会科学文献出版社，2023年，第7-8页。

[②] 曾庆阁，刘宇佳：《医疗平台转型之路：互联网＋医疗健康》，转载自北京对外开放研究院编《北京市平台经济发展报告（2022）》，社会科学文献出版社，2022年，第41-42页。

四、地方"互联网＋医疗健康"制度规制面临的问题和挑战

较全球而言，我国"互联网＋医疗健康"事业发展起步较晚，对于地方而言，则是最近10年才进入发展期。因此，目前我国"互联网＋医疗健康"制度规制尚处于起步推动发展阶段，对地方而言，其法规政策等制度建设也处于探索试验期。因此，地方"互联网＋医疗健康"的制度体系建设存在一系列不容忽视的问题和挑战。

（一）尚处于对上位政策贯彻落实阶段

面对风生水起的"互联网＋医疗健康"发展，全国各地关于医药卫生信息化、数字化发展，主要目标是建立和发展本地"互联网＋医疗健康"产业。因此，各地多围绕"互联网＋医疗健康"发展实施方案、规划等予以政策部署。其配套的信息化和数字化建设也围绕基础硬件建设、人才队伍、资金保障等发展的政策部署跟进。但是基于各地资源禀赋的不同，普遍存在人财物保障跟不上等问题。因此，实践中，各地贯彻落实中央"互联网＋医疗健康"产业发展，采取属地化发展模式[①]，主要通过制度设计、统筹规划等举措，对本地"互联网＋医疗健康"产业和事业发展进行部署安排，并提供相应的政策解决路径。实践中，由于中央或上级医疗卫生部门制定出台的互联网医疗相关政策等规范性文件具有较强的普适性，对地方而言，基于各地数字经济发展程度不同，以及财政支撑能力等局限，地方在政策部署和安排中，多由卫生健康相关部门来推进落实，地方政府和卫生健康部门也多是通过各类文件制度层层下达部署，最终落到县级政府和公立医疗机构来推动，致使各地互联网医

---

① 张立威：《医疗健康互联网的属地化发展模式》，转载自毛振华主编《中国互联网医疗发展报告（2022—2023年）》，社会科学文献出版社，2023年，第145-165页。

疗建设任务完成过程中，规划部署、基础设施投入的系统性、综合性不够，地方性和专科特色不够突出。地方医疗优势与互联网衔接不够紧密，很难实现持续长远发展。

对医患主体而言，实践中，广大群众对"互联网＋医疗健康"最多、最普遍的认知就是网上预约挂号、检查检验单据上网、网络问诊咨询等，至于优质医疗资源通过远程医疗、互联网平台等多数是听说过但没用过的状态。同样，对于医疗机构而言，"互联网＋医疗健康"建设多是医院管理信息化，至于其他便民惠民举措却很难实现。医生等服务主体，基于省优良医疗人才的医院就医人数过剩现实，医生等主体每日疲于大量病患接诊处理工作，无闲暇利用互联网医疗、人工智能等医疗诊疗、学习或科研，致使政策红利尚处于"恩泽雨露"云中浮，偶尔滴一滴，无法解决基层优良人才干涸，优质医疗人才无法分身下沉问题。在各类政策中如火如荼的"互联网＋医疗健康"背后，各地互联网医疗仍然没有激活传统医疗健康机构的转型活力，多数互联网医疗的便民惠民只是徒有其表，《2021年中国互联网医院发展报告》显示，全国建成3000余家互联网医院，超90％的互联网医院处于建而不用或浅尝辄止的"僵尸状态"[1]。因此，对于各地广大患者和医务人员而言，"互联网＋医疗健康"仍然是一个不太熟悉的名词。至于其能够实现"看病难、看病贵"、优化医疗资源配置等仍处于制度发展规划预期中。

（二）传统医药卫生体制机制转型困局

目前，关于"互联网＋医疗健康"全国各地及其医疗机构处于自建自营状态，尚未形成多元共建、集聚协同发展状态，因此，各地在传统

---

[1] 银川市"互联网＋医疗健康"协会秘书处：《互联网医院建设：供给方激励和平台运营是关键》，载《银川市互联网＋医疗健康协会简报》，2024年第3期，第3页。

医药卫生体制转型改革的政策部署中，均提出了通过"互联网＋"、大数据、人工智能、5G 等信息技术助推医药卫生体制改革，但是仅靠政府财政显然力所不及。因此，大部分公立医疗机构将互联网医院等同于信息化建设来推动，自筹自建，无统一部署、协同推进机制，致使建成信息平台与其他医疗机构链接、信息数据共享开放等实践层面存在诸多技术障碍。

此外，国务院《促进大数据发展行动纲要》指出："2018年底前建成国家政府数据统一开放平台，率先在信用、交通、医疗、卫生、就业、社保、地理、文化、教育、科技、资源、农业、环境、安监、金融、质量、统计、气象、海洋、企业登记监管等重要领域实现公共数据资源合理适度向社会开放，带动社会公众开展大数据增值性、公益性开发和创新应用，充分释放数据红利。"但是，目前国家层面在医药卫生与统计部门之间数据互通共享在没有协同机制的渠道下仍然无法实现。对于各地健康医疗、社会救助、养老服务、社会保障、质量安全、消费维权、城乡服务等领域跨部门、跨区域多元聚合协同机制也尚未建立。

第三章　我国"互联网＋医疗健康"法治化研究

互联网的出现，催生了数字社会概念的产生及数字经济的发展，其之所以需要法律规制，既是当前国家治理体系和治理能力现代化发展的需要，也是新时代人类社会法治文明建设的必要举措。对于"互联网＋医疗健康"事业而言，一方面是法律的来源是国家建构的理论和制度秩序基础，即国家有保护公民健康的职责；另一方面法律制度是促进和推动经济社会发展的基石，是经济社会发展的稳定器。今天，无论学术界还是社会现实，数字经济规范化建设的呼声都越来越高，基于"互联网＋医疗健康"的法学应用政策研究中行政公法、私法职能交叉，其制度规范体系的庞杂，以及在国家医疗健康法治秩序建构中，标准、政策、伦理等规范是不可或缺的内容。我们提出"互联网＋医疗健康"法治化研究，不仅仅是因为在当下数字经济发展过程中人类已经认识到"大数据杀熟""代码即法律"等互联网世界的乱象和未来发展隐忧，也是新时代中国特色社会主义法治秩序的多元包容特性，以期通过多元的制度规制策略，能够为我国"互联网＋医疗健康"的有序发展提供较为健全和完备的制度支撑。

世界卫生组织一位官员回答记者时指出："一个医疗行为能够救治一位患者，一项法律制度能够救治一群人乃至一个国家和整个世界的人群。""互联网＋医疗健康"发展法律制度规制体系的建设，不仅关涉互联网医疗服务行为、互联网技术与法律的结合，涉及医疗行业和网络信息技术产业健康发展，更重要的是关系着一个国家和社会的生存发展的前景。研究这一领域制度规范建设，不仅要规范网络信息技术，还要规范医疗行业企业和从业者；不仅要观察"互联网＋医疗健康"这一新业态运行模式和实践状态，还要对其信息网络技术提供者和医疗健康服务主体乃至患者等群体行为予以细致观察和分析，更要对国家卫生健康管理机构、执行主体、医疗健康服务提供者、群众等提供制度支撑，这是构建"互联网＋医疗健康"良性共同体秩序建设的必要举措，也是构建互联网医疗法治秩序的必要过程。

推进"互联网＋医疗健康"发展，促进传统医疗卫生服务模式转型改革升级是新时代我国推进科技创新战略、健康中国战略的重要举措，也是医疗行业发展顺应数字经济发展趋势的重要行动。结合新时代数字经济发展趋向和我国互联网健康医疗发展现状，分析互联网健康医疗发展制度现实软环境桎梏，对我国互联网健康医疗长足稳定发展，并在世界领域取得一席之地有着长远而重要意义，同时，也是推进治理体系和国家治理能力现代化的重要内容。

第一节　我国"互联网＋医疗健康"制度规制理论研究

2011年以来，中央和地方政府提出"以患者为中心"的新医改举措。加快了医疗机构管理体制改革和信息化建设步伐。自此，我国医疗行业以互联网、物联网、信息化建设为契机，加速推进"互联网＋医疗健康"建设。自此，无论是互联网医疗行业从业者，还是国家顶层设计，其最初的目标是通过"互联网＋医疗健康"推动医疗资源扁平化发展，构建高效、协同合作的医疗资源共享体系，以解决城乡医疗资源分布不均问题，满足城乡居民不断增长的医疗健康服务需求。2015年，我国"互联网＋医疗健康"开始呈现井喷式发展，至今已有近10年，然而，实践中互联网医疗健康发展仍面临诸多堵点和障碍。一方面由于城乡医疗健康事业发展水平不一、网络信息化程度不一等原因，区域和城乡"互联网＋医疗健康"发展程度不一；另一方面由于各层面对"互联网＋医疗健康"的认识不同，致使全国上下"互联网＋医疗健康"的数据微观和宏观功能一直无法完成预期目标。因此，一些学者和实务专家从举国一盘棋、统筹规划设计的角度出发，建议从医疗信息系统基础设施、元数据等系统平台和信息数据的规范化建设入手，夯实"互联网＋医疗健康"1.0版基础，促使其向2.0乃至更高级别升级转型。

一、"互联网＋医疗健康"制度规制体系构建的价值和意义

"互联网＋医疗健康"制度规制体系构建是指对一切与互联网、智慧医疗健康服务相关的行为、信息数据、平台、管理等建立健全法律法规、政策等制度，全面实施规范化建设。早期，"互联网＋医疗健康"的发展，无论在国外还是国内，都是采取政策鼓励和支持推动产业加快布局，对于其规范化发展，多是行业自治规范或是通过现有的医事法规和伦理规范，或者科学技术法规和伦理等来约束。但随着其发展壮大，专门规范体系的建设越来越必要，也越来越重要。

无论从医疗行为规制，还是技术规制角度出发，"互联网＋医疗健康"关乎人民群众的生命健康权益，是法治正义的根基。过去从法律规制上，均采取类似侵权法的"损害结果论"和"主观无过错"说，在起初很长的一段时间没有专门的法律法规来规范互联网医疗。2005年的一项研究发现全球互联网医疗的概念有约50种不同定义，[1]这才引起医疗健康行业和各国的重视。美国早期创建的区域医疗信息组织发布了医学研究机构患者安全数据标准，成立了国家卫生信息技术协调员办公室、卫生信息共同体、卫生信息技术标准委员会，并于1996年通过《健康保险流通与责任法案》（Health Insurance Portabillity and Acccountabillity Act，HIPPA）对数据安全和隐私提出保护规范，这是一个从技术标准规范到立法的过程。英国在2018年5月推出了《国家数据选择退出》，患者可以自主决定自己的医疗数据是否可以用于研究或其他目的。可见，国外关于"互联网＋医疗健康"的信息数据元素规范化建设以及法律规制起步

---

① 寸待丽、崔文彬、于广军：《"互联网＋"医疗服务的国际经验及借鉴》，载《中国医院》，2020年第3期，第13页。

较早。

我国互联网医疗经历了从20世纪80年代起步到2010年信息化长期探索期、2011年开始互联网医疗市场推动发展期，及至2016年后的高速发展期。2015年起，中央和地方政府开始密集发布政策文件，规范和促进"互联网＋医疗健康"产业发展。

到2018年，我国互联网医疗政策规范体系基本形成。截至2023年，国家密集出台诸如《基本医疗卫生与健康促进法》《卫生健康标准管理办法》《关于促进"互联网＋医疗健康"发展的意见》《国家健康医疗大数据标准、安全和服务管理办法（试行）》等关于"互联网＋医疗健康"信息化、数据、平台、管理法律法规，初步建构起了我国"互联网＋医疗健康"法律规范体系。

2019年9月，国家卫生健康委印发的《关于下达2019年度卫生健康标准项目计划的通知》列明23项省市和医院"互联网＋医疗健康"信息化、数据、平台、管理等标准和制度建设的研究项目任务。中央层面从法律法规、政策、标准等制度建设研究入手，提出加快建设我国"互联网＋医疗健康"制度规制建设，彰显了国家对互联网医疗规范化建设的重视。当前及今后较长时期内，我国"互联网＋医疗健康"的制度规制研究、制定等工作将是法学、管理学界和实务界重大且迫切的任务。推进"互联网＋医疗健康"制度化、规范化、科学化的规范体系建设任务紧迫，也是未来我国"互联网＋医疗健康"产业发展、医疗卫生改革、健康医疗大数据战略建设的重要任务。

（一）制度规制促进"互联网＋医疗健康"扁平化价值目标实现

"互联网＋医疗健康"运行的核心是"数据"，数据收集、传输、应用的前提是达到适用的"规范、科学、准确"要求，目标是实现线上医疗诊断、数据深度分析等应用结果的精准度，同时，避免平台中数据不准确、传输错误、诊断偏差等带来的医疗健康服务误差或更大风险。建立健全人类生命健康的信息数据资源体系[1]，是推动实现互联网医疗服务从数据到价值到驱动资源均衡化的根基。通过"互联网＋医疗健康"实现传统医疗服务与信息技术、实体医疗服务资源与虚拟服务资源的有机融合，提供精准、精细的健康服务，是医疗健康服务衡平发展的现代化诉求。

"互联网＋医疗健康"服务制度体系建设，首要目标是实现数据的收集、存储的规范化，这是建立数据资源体系的根本，也是实现"互联网＋医疗健康"数据资产价值的必要前提。此目标基础上，才能实现"互联网＋医疗健康"优质医疗资源线上全社会覆盖。通过"互联网＋医疗健康"推动城乡医疗服务均衡发展，实现优质医疗服务资源向基层、向乡村下沉的重要手段，是保障"互联网＋医疗健康"在基层服务质量的重要支撑，也是群众对"互联网＋医疗健康"广泛认可和使用的基础。可以说规范化是"互联网＋医疗健康"行为科学态度的表达和公共卫生治理的制度支撑与保障，是"互联网＋医疗健康"均衡资源的价值体现，标志着全面健康的政策真正落地。

（二）信息数据制度规制是"互联网＋医疗健康"质量的保证

在前述"互联网＋医疗健康"信息数据资源体系的基础上，我们需要从资源体系内部—信息数据的制度建设入手。"互联网＋医疗健康"数据规范化包括数据收集、存储、传输、应用等数据进入虚拟空间事前

---

[1] 本书认为"互联网＋医疗健康"的医疗信息服务资源体系，囊括了国家和区域医疗机构、互联网企业、医疗健康行政管理等所有公共和私有数据信息集合，其最为重要的是患者医疗健康信息数据和医护及其诊疗服务信息数据。

中事后的符号表达标准化、科学化、合法化使用。在此，提出信息数据制度规制，是基于"互联网＋医疗健康"服务需要通过信息数据对健康予以精准分析和诊断，继而实现医疗健康服务精准化、精细化，更进一步为区域优质医疗资源配置更精益的医疗健康服务。因此，在"互联网＋医疗健康"服务中实现信息数据规范化发展，是达成医疗服务制度的目标和根基所在。

以医疗数据收集制度为例，通过病历信息表述规范化和检查检验制度规范化要求或标准的统一，首先能保证数据真实；其次帮助医生去可能性，提高诊断准确率；最后能实现个人健康数据可预测性和前瞻性连接，为后续诊疗、健康管理建立精准数据参考。最为重要的是，信息数据制度规制体系的建立，为"互联网＋医疗健康"服务行为联通开放和共享提供了有力的制度规范支撑，不仅能实现基层患者医疗数据向三甲及以上医疗机构联通，而且有利于实现"互联网＋医疗健康"长远健康规划，进一步提高"互联网＋医疗健康"的社会认可度和利用可能性。

（三）平台制度规制是医疗健康治理效能实现转化的基础

"互联网＋医疗健康"服务需要通过网络平台链接，实现跨地域、跨机构服务。网络平台服务提供必然要通过网络信息技术实现，信息技术提供的市场不是唯一的，因此，就产生信息技术服务模式的不同，这里必然产生服务差异化。在实践中，不同网络服务企业搭建的不同医疗机构互联网医疗网络平台相互链接存在很多堵点，如，无法链接、链接时延长、共享不顺畅等，最为重要的是在不同网络平台，提供"互联网＋医疗健康"服务过程中的信息数据安全保障或者服务效果和质量很难保障，这些问题，归根结底都是互联网医疗平台制度规制不健全、不完善造成的。

我国互联网医疗建设政策规制的目标是加快推动建立国家医疗大数据平台、区域医疗大数据平台，这些平台是政府基本医疗和公共卫生治理的显像器，平台的优劣，不仅关系国家医疗健康服务体系是否健全，还关系使用者生命健康等切身利益。目前，我国绝大多数医疗机构自行筹建互联网医院平台，医患使用的便捷性是评价该医疗机构互联网医疗平台建设质量的关键。

因此，平台制度规制不仅是政府推动国家医疗卫生健康信息数据治理现代化、科学化、规范化体系发展的根本，更是新时代医疗健康现代化在医院管理现代化和医疗健康服务现代化发展过程中，对医疗健康服务信息化、数字化、智能化建设的制度保障，也是国家保护保障公众健康权、隐私权的根本，关系到个人、企业、政府利益的平衡，保障公共利益同时保护个人利益的制度平衡。同时，平台制度规范建设目标在于通过平台数据的开放、共享、传输等顺畅，实现"互联网＋医疗健康"服务便捷便民。因此，平台建设的规范性、平台运行的规范化等制度建设是关系信息安全、有效利用等的重大命题，是公共卫生健康秩序建构的基础，也是医疗健康治理现代化建设的重要内容。

二、"互联网＋医疗健康"制度规制的困局

截至2022年底，全国约1.3万家二级以上医疗机构中，有超过94%的医疗机构已经开展远程医疗业务，部分省市的远程医疗体系已经可以下沉到社区、乡镇卫生中心，超过1700家注册的互联网医院企业大多挂靠

在公立医院。[①]目前，全国绝大多数省市二级以上医院全面启动了电子健康码（卡）、线上挂号预约、智能分诊、结果查询和结算报销等线上服务，但是，基于缺乏统一性、规范性、规范化的建设要求，以及不同区域的经济社会、人文地缘等发展情况不一，各地"互联网＋医疗健康"应用和推广仍存在诸多堵点和困难。

（一）"互联网＋医疗健康"建设中常见问题

1. 群众认可度低，多以简单咨询为主

全国和各地的"互联网＋医疗健康"规划政策目标，是实现复诊、常规咨询为主的集问诊、处方、支付配药的一体线上服务。但现实中"互联网＋医疗健康"的问诊量渗透率不到1%，多数患者只接受常规咨询服务，对诊疗服务或复诊等其他服务表示不放心。实务层面，政府的政策和财政等对"互联网＋医疗健康"项目推进，对基层医疗机构尤其是乡镇卫生院而言，多是智能化检验检查等基础设施配置和采购更新倾斜，乡镇卫生院拥有先进精良的医疗设施设备，但是严重缺乏会用、能用的专业人才，加上基层病患资源少、门诊住院量少，大多数的设施设备闲置或无法充分利用起来成为常态。另外，尽管近年来互联网医疗、远程医疗、物联网等在基层的建设不断加强，但是，现实是基层人才短缺、先进设备技术用不起来、网络延时链接等问题多，让基层（尤其乡镇卫生院）服务质量差的惯性标识在患者心中短期无法撕掉，导致老百姓对"互联网＋医疗健康"认可度低，满意度不高。

2. 行政监管多头管，管得粗，管不好

实务中，我国"互联网＋医疗健康"涉及诸多行政部门，现有的卫

---

① 卢清君：《2022年中国"互联网＋医疗"发展现状与趋势》，转引自唐维红、唐胜宏、刘志华《中国移动互联网发展报告（2022）》，社会科学文献出版社，2022年，第198页。

生监管、医保、药品、医疗器械、疾控等行政条块管理模式下，受到职能交叉、权责不清等制约影响，各部门依据各自职责，以业务职能为导向，推进"互联网+医疗健康"发展，必然会形成业务杂糅混乱等问题，因此实践中，行政多头管，职责交叉，出现责任萎缩，致使各领域"互联网+医疗健康"应用衔接存在技术、设施不匹配现象。虽然，如四川等省份出台了"互联网+医疗"、医保联动政策，但是，实务中在医保药品采购等流程仍存在多头管、管得粗、管不好的问题，依然很难完全真正实现"跑一次腿"的便捷。

3. 医院系统平台建起来用不起来，信息孤岛现象严重

目前，全国及各区域内医疗机构（包括社区和乡村机构）的信息化建设的规范化验收、评估推进速度缓慢，尤其偏远地区及其乡镇基层医疗信息化建设相比发达地区显得十分落后究其原因，在于区域推进"互联网+医疗健康"项目规划期未建立评估、监测制度，致使各地系统平台联通共享目标不够明确。对于一些医疗机构，若存在财政支持经费有限，或者需要自筹经费来建设信息平台，这种情况下建成的医院信息系统平台很少能够主动申请国家权威机构鉴定其信息化互联互通的规范化成熟度检测。[1]地方医院或基层医疗机构，与全国权威医疗机构相比显然底气不足。对于基层医疗机构，"互联网+医疗健康"的建设需要政府和卫生健康部门予以系统全面部署和安排，否则一个小小县级医院或乡镇卫生院无法完成"互联网+医疗健康"信息系统建设。

纵观中央和地方互联网医疗政策制度，各地政策制度很少细化到医疗机构如何搭建和建设"互联网+医疗健康"信息系统平台，然而，我

---

[1] 2013年伊始，原国家卫生计生委主持开展医疗健康信息互联互通规范化成熟度测评工作，2016年中国人民解放军总医院制定出版《医疗健康信息互联互通规范化成熟度测评指南》。

国医疗健康服务产业的现实是公立医疗机构占市场绝大多数，尤其是基层医疗机构几乎都是公立的。因此，无论是多数公立实体医院的"互联网＋医疗健康"、私营企业建立的互联网医院，还是基层社区（乡村）"互联网＋医疗健康"信息化建设，在没有一个统一、规范制度或参考标准下，建成信息系统必然是万紫千红。实践中，各级各类医疗机构在大量资金投入建设后，建成的"互联网＋医疗健康"的信息系统平台的"台子搭起，却没人唱得了戏"的现象十分普遍。还有一些公立医院"互联网＋医疗健康"只能实现挂号、结果查询、患者病历（居民健康）信息收集、数据上报功能。"建起来，用不起来"是最大的问题，问诊仅限挂号咨询等业务。健康信息数据分析、监测、疾病图谱画像等根本无法实现。

4. 乡镇健康守门人职能弱化，资源闲置严重

"互联网＋医疗健康"目标之一是提高基层医疗发展水平，为基层群众提供便捷高效优质的医疗服务资源，满足基层群众日益增长的医疗服务需求。但是现实中，多数乡镇农村患者认为乡镇甚至县级卫生机构的健康诊疗作用不大。此外，根据现有医药制度，乡镇（街道）卫生院及村（社区）卫生室主要业务在于居民健康监测和慢性病、常见病回访，因权限限制，多数病症在处方权、诊疗权上受限。同时，近年来乡村边缘化、空心化问题较普遍，加上城市三甲以上大型医疗机构对医疗人才和病患虹吸，尽管基层有精良的医疗设施设备，但缺医少药问题依然突出。"互联网＋医疗健康"推动基层医疗健康服务高质量发展目标仍未实现，城乡医疗发展不均衡问题仍未得到解决。

（二）"互联网＋医疗健康"制度建设面临的突出问题

1.现有数据不够准确、全面

医疗机构和医务人员对"互联网＋医疗健康"的信息数据实施规模化、结构化数据深度分析解构的前提，是所获取的数据准确、科学、全面。实践中，尤其是影像等检查数据的获取，在技术、方式、角度等层面要求十分严格，在没有规范化、标准化操作指导指引下所获取的信息数据价值不高。因此，实践中多数基层医疗机构的检查检验结果是不可用的，甚至一些二级医院获取的检查检验数据也存在提取不准确、不科学、不全面，不但不能在"互联网＋医疗健康"诊疗中应用，反而影响检查检验政策制度的落实和执行。

2.数据透明度低，适用率低

就多数医疗机构而言，现有收集存储的信息数据，在缺乏数据收集、存储、利用和联通标准的制度规范下，其利用开放的制度边界不明，数据公开共享范围不清。另外，一些信息数据涉及病患健康隐私，信息数据脱敏脱密不仅缺人和技术，还缺法律规范。多数医疗机构采取不公开、不共享策略，导致数据透明度低，使用率低，因此，急需医疗健康信息数据脱敏脱密规范和标准等制度制定出台。

3.网多、版本不一，融合难

实践中，许多省份"互联网＋医疗健康"存在以下问题：一个患者需下载多个医疗机构的 APP，注册多个医疗机构账号，有好几张健康诊疗卡，同一项目得多次重复检查检验。原因在于"互联网＋医疗健康"信息平台建设实行政企分建模式，卫生系统依托政务外网建卫生专网，医疗机构自行采购或联合信息公司自行建立"互联网＋医疗健康"专网或系统平台，导致患者在不同医院系统平台需按各自要求挂号就医。不同医疗机构自建系统平台版本不同，链接融合需统一。

4. 平台联动衔接不到位，借助外网，风险隐患较大

医疗健康相关的政务网建设，也存在多部门平台衔接难的问题，对于医疗机构而言，同一信息数据多头报送致使基层减负难题常年得不到解决。对行政监管的信息化系统建设而言，实践中，互联网＋"三医"平台融合联动建设一直推动缓慢，仅少数市域实现线上医疗医保联动；各级医疗机构间平台存在链接技术难题。实践中，"互联网＋医疗健康"和远程医疗多通过外网传输实现，居民病历等信息也需借助外网完成，存在很大的安全隐患。

三、"互联网＋医疗健康"制度规制的思路

数据赋能、资源优化配置、精细精准服务是"互联网＋医疗健康"服务三大重要功能，如何有效激发并充分发挥作用，需要建立和健全规范化的制度规范体系，才能实现规范化、科学化、有序化发展目标。

（一）通过制度规范化解发展障碍，构建多样化发展模式

1. 整合资源，实施多元多样化运营

针对实践中医疗健康行政监管单打独斗建设和信息数据孤岛问题，建议建立和健全医疗健康协同联合机制，整合卫生健康、医保、药品、疾控等医疗健康行政资源，尤其是"三医"（医疗、医保、医药）更要紧密联动、协同发力，共克制度、技术、人才、资源短板堵点难题。对于医院资金人才短缺，以及信息系统应用和维护难的问题，可以建立健全多元运营制度机制，则通过招标采购、服务外包、社会众筹等多种经营方式打造高精尖"互联网＋医疗健康"整齐划一、规范化的数据中心、

共享平台来实现。

2. 扩大"互联网＋医疗健康"融合力，构建全龄化服务产业

各地加快顶层设计的统筹规划部署，发挥"互联网＋医疗健康"资源、信息数据带动作用，扩大集养老、中医药保健、健康养生、人工智能等"互联网＋医疗健康"服务产业融合范围。全国和各地建立健全常见病、多发病等实时线上问诊、诊疗、处方、配药、报销结算等制度和机制，创建婴孕产线上挂号预约、分诊、查询、导诊等服务模式，探索集养生、养心、养身全方位、全流程、全龄化智慧服务产业，创新社区（乡镇）分诊分流、医养结合、康养合体等多种发展模式。

3. 补齐基层发展短板，提高基层服务质量

针对社区（乡镇）、县域健康医疗功能弱化问题，提高政策制度的针对性和可操作性，加强基层常见病、多发病、疫苗信息化建设功能和规范化建设。释放制度效能，让基层群众切实感受到"互联网＋医疗健康"不仅能带来便利，也会带来放心安心可心的优质医疗资源，建议通过定点培养、本土培训、资源流转、激励制度、资金下沉等多举措，提高基层服务质量；推动三甲等优质医疗资源下乡帮扶、定点帮扶、对口帮扶、多点执业等政策制度落实落地。

（二）推动标准落地，提高"互联网＋医疗健康"服务质量

1. 对照现有标准，加强"互联网＋医疗健康"技术、信息数据、平台等规范化统一化建设

根据国务院办公厅印发的《关于促进"互联网＋医疗健康"发展的意见》（国办发〔2018〕26号）二（九）要求，加快地方"互联网＋医疗健康"规范化建设制度体系建设，对照国家现行健康医疗数据标准目录、省域和医院信息化平台标准建设的要求，对标落实，加强"互联

网+医疗健康"的管理和应用。

2. 做好标准落地引导监督，实施定期评估督查

根据《中华人民共和国标准法》和国家卫生健康标准委员会制定的有关标准，行业协会及地方制定的规范"互联网+医疗健康"的标准、法规政策等制度，推动"互联网+医疗健康"的信息数据收集、传输、系统平台建设运行等相关标准的落地落实监督。健全和完善法律法规制度，加强标准等制度规范落地。建立落实督导机制、实施评估制度、定期督查，实施相应的奖惩机制，指导监管公私医院推进"互联网+医疗健康"规范化发展。

3. 加强医疗系统平台标准建设，以患者体验为服务焦点

通过政策制度鼓励引导监督公立医院落实"互联网+医疗健康"标准，以患者体验为焦点，改变公立垄断、三甲朝南、甲字号、甲方独断经营理念，坚持"三甲"服务理念，给患者提供一个简单干净便捷的网络系统平台。以医疗APP为例，让患者一看就明白、一说就懂、一用就会；7岁就懂，70岁也会用；功能满足80%人群、80%场景、80%需求的适用标准。

（三）分步分类，突出规范化建设重点

1. 首抓病历（健康档案）规范化建设

病历（健康档案）规范化是病患健康、医院信息化和数字化前提，是数据流通的关键，是数据能够深度分解的基础，所以，当前"互联网+医疗健康"首先要强化推进病历（健康档案）信息规范化建设，尤其要重视首诊、基层（特别是社区/乡镇）医疗机构病历（健康档案）规范化建设，居民医保覆盖率全国居先。实践中，多数老人是愿意接受便宜便捷的社区首诊/分诊的，但由于基层病历不够规范，不能用于复

诊和线上问诊，造成老百姓对基层医疗便宜也不用的现象。建议参考国际病历标准制度，制定国家和地方病历（健康档案）规范化督导和奖惩政策制度，提高电子病历使用率，以便医疗机构和"互联网＋医疗健康"实践应用。

2. 重点推进信息联通，制定互联互通成熟度检测过关时间表

以医疗服务资源扁平化线上适用为目标，加大医疗机构信息系统平台建设的互联互通成熟度检测。互联互通是检验"互联网＋医疗健康"建设成果的试金石，不仅要医疗机构内、医院集团内、区域内实现互联互通，更重要的是实现与全国资源优势专科医院联通。首批推动社区（乡镇）卫生院信息化互联互通成熟度测试，压实任务完成时间；限定时间，重点突出试点医院信息化、数据平台互联互通规范化、成熟度建设，通过整体推进、优长专科重点建设等方式，扩大互联互通成熟度范围和内容；分时间段，逐步推进其他医疗机构信息化、数据平台互联互通成熟度建设，推动"互联网＋医疗健康"高质量发展。

3. 全面推进慢性病、常见病、多发病等线上检测规范化服务落地，化解慢性病、常见病资源消耗大困局

充分发挥"互联网＋医疗健康"对慢性病、常见病、老年病复诊和常规咨询服务功能，加强质量建设是关键，给百姓一个放心安心舒心的"互联网＋医疗健康"环境。这不仅是"互联网＋医疗健康"制度规范体系建设的目标，也是为老百姓提供安全有效的"互联网＋医疗健康"诊疗服务环境的必要举措，让老百姓通过互联网复诊和咨询问诊服务，也能享受与三甲实体医院无差别的服务质量，甚至更便捷、更经济。目前，慢性病、常见病为社会公共卫生带来的负担十分庞大，据统计，慢性病死亡占我国总死亡人数的86.6%，慢性病医疗费用占居民医疗费用的比重接近70%。① 绝大多数慢性病短期医学干预无法实现治愈，需要根据个体饮食、运动、生活、心理和精神等方面干预降低健康风险，这是"互联网＋医疗健康"、人工智能医疗通过健康实现的。实现线上线下规范化的医疗服务，保障基层医疗服务质量的同时，提高群众对基层医疗服务的认可度，扩大其利用率，解决"千军万马奔三甲"问题，实现公共卫生治理均衡发展。

提高电子病历的规范性和完整是医疗信息化的核心，实现对医疗数据规范化管理和共享是医疗信息系统发挥减轻医务人员负担，提高工作效率，提升群众医疗服务质量的保证，推进"互联网＋医疗健康"制度规范体系建设对夯实医疗信息化基础和保障医疗数据安全规范具有十分重要的现实意义。

第二节　我国"互联网＋医疗健康"法律规制研究

党的十八大以来，国家加快"互联网＋医疗健康"的政策支持和产业布局速度，投入大量技术、资金、人员以推进"互联网＋医疗健康"的创新应用发展，并提出借助"互联网＋医疗健康"破解传统医疗健康服务所面临的区域发展不平衡、优质医疗资源分布不均等金字塔服务模式的困境。此外，随着我国"互联网＋医疗健康"领域中在线医疗与智慧医疗产业的快速发展和市场的不断扩大，充分展示信息数据作为新的

---

① 刘志伟：《我国慢性病致死人数占总死亡人数的八成以上》，科技网 http://www.stdaily.com/index/kejixinwen/2019-11/04/.

生产要素的价值，医疗信息数据化应用价值和社会效益日益凸显。如何充分发挥"互联网＋医疗健康"的巨大潜力，以及建构怎样的制度支撑体系既能有效有力推动"互联网＋医疗健康"发展，又可以规制和规避"互联网＋医疗健康"可能带来的风险和社会治理问题，这不仅是"互联网＋医疗健康"长久发展的命题，更是法学应用政策研究的永恒命题。

本节坚持法学应用政策研究的方法论，在实践观察的基础上，通过简要讨论我国"互联网＋医疗健康"市场化发展状态和未来态势，就"互联网＋医疗健康"服务的应用发展与制度规制衡平问题，即"互联网＋医疗健康"规范化发展的现实逻辑展开讨论，以期从中观察并得出我国"互联网＋医疗健康"法律规制底层逻辑和现实构建策略。

当前，世界各国已然看到了信息技术发展必将带动传统医疗金字塔发展模式走向扁平化发展趋势，破解我国区域局部医疗资源短缺和城乡发展不平衡的问题。当前，人类社会在远程医疗、互联网医生、智能保健医疗器械的领域探索了20余年，其社会效益和价值在实践中已得到充分验证和证实，各国和医疗行业已充分认识到"互联网＋医疗健康"将是未来医疗卫生事业发展和健康社会建设的重要内容。健康社会和健康的国家，离不开健康国民，医疗健康事业对强国建设具有十分重要的现实意义。因此，各国开始认识到谁在医疗信息技术革命领先做到大发展大突破，占据"互联网＋医疗健康"竞争优势所在，谁就掌握了人力资源的再生产技术。毕竟"看病贵"也是全球性的问题，这是当前无论哪个国家也不能回避的。WHO排行榜显示，美国医疗支出居世界榜首，占国内生产总值的17.9%[①]，不仅美国如此，英国、日本、德国、法国等

---

① 许利群：《M移动健康和智慧医疗：互联网＋下的健康医疗产业革命》，人民邮电出版社，2019年，第6页。

发达国家的疾病及健康问题也很突出，诸如慢性病和亚健康人群的健康管理难题一直是人类社会发展不可忽视的问题，"看病贵、看病难"的问题、传统医疗资源配置很难实现均衡，等等。显然，目前看来，"互联网＋医疗健康"在技术上能够化解上述问题。

从我国的国家发展战略等顶层设计来看，党和国家高度重视"互联网＋医疗健康"；从国家数字战略和健康中国战略相关规划政策等制度看出，推进"互联网＋医疗健康"事业发展，促进传统医疗健康服务模式转型升级，已然是新时代我国推进科技创新战略、数字中国、健康中国战略的重要内容，也是我国医疗健康改革和创新发展的重要内容，更是适应新时代数字经济建设的必要举措。

近年来，随着大数据、"互联网＋"、人工智能、5G等信息技术与医疗健康领域的深度融合，我国"互联网＋医疗健康"产业规模逐步形成，这离不开党和国家各类有力政策制度的支持和助推。这些政策制度的不断实践和演化发展，不仅为中国特色社会主义医疗健康制度体系的健全与完善提供和积累了有效经验，也为我国"互联网＋医疗健康"法律规制体系的建构和完善积累了丰富的实践经验，提供了强有力的立法转化经验。因此，可以说我国"互联网＋医疗健康"法律体系的完善和法治体系现代化建设，必须建立在当前和未来我国互联网健康医疗市场、科技、法律等现实基础，以及实现这些元素间的良性互动上。我们在认识到"互联网＋医疗健康"法治化迫切性和必要性的前提下，还要理清现实中我国"互联网＋医疗健康"法治化系统性、复杂性、综合性，以及认清技术和医疗健康的规范体系多元化、多样性需求的现实。

近年来，中央和地方高度重视"互联网＋医疗健康"事业发展，将其作为加快推动医药卫生改革和医药卫生事业高质量发展的重要内容。

健康不仅是民众的追求，也是强国建设和民族复兴之业的大事，重视法治在推动医药改革、建章立制、规范各类主体权利义务和运作程序中的作用，是健康中国战略和数字中国建设的重要内容。因此，加快"互联网＋医疗健康"法律规制研究具有十分重要的现实意义。

一、我国"互联网＋医疗健康"发展现状和法治建设情况

法律研究的必要环节是理清法律规制对象及其蕴含的法律关系。"互联网＋医疗健康"伴随信息技术的发展而产生，是在互联网场域下医患、企业与用户、技术与医疗健康服务等相连接的行为和关系的新业态新模式，为传统医疗健康服务开辟了新的发展场域和新路径。因此，"互联网＋医疗健康"法律规制需要研究者通过长期的观察，理清"互联网＋"等网络信息技术在推动医疗数字化、市场化、智能化的现实逻辑和底层逻辑，以及其蕴含的各种关系和利益链接。

（一）用户数量不断增长，消费需求趋精细化

当前，我国公民互联网健康医疗消费市场需求已进入快速发展阶段。2019年2月28日CNNIC发布《中国互联网络发展状况统计报告》显示，截至2018年12月，我国网民达8.29亿，全年新增网民5653万，互联网普及率59.6%。手机网民达8.17亿，全年新增手机网民6433万。至2023年6月，网民增至10.79亿，手机网民达到10.76亿。随着网络问诊、挂号、电商医药、人工智能等互联网健康医疗业务的不断拓展，互联网健康医疗用户量持续增加。Mob研究院的相关数据显示，截至2020年6月，我

国在线医疗用户达2.76亿，占网民总数的29.4%。[①]"互联网＋医疗健康"服务的消费形式从网民健康咨询的试探向付费式问诊、健康数据监测、健康保险、医药器械网购等医疗健康服务相关的全过程全链条式拓展，"互联网＋医疗健康"产业链和辐射能力正在不断扩大，"互联网＋医疗健康"用户规模不断扩大的同时，"互联网＋医疗健康"的服务形式、场景、领域也在不断扩展，"互联网＋医疗健康"的社会认可和熟知度不断提升。

（二）市场规模不断扩大，竞争加剧

数据显示，2009—2017年，我国移动互联网医药电商市场资金规模从1亿元增长到289亿元，在线医疗市场规模从2亿元增长到223亿元，2017年我国"互联网＋医疗健康"市场规模扩大，市场布局更趋合理，如IBM Watson Health入驻我国，百度发布百度医疗大脑的人工智能问诊项目，阿里发布具有临床诊断检查和医师培训功能的医疗AI"Doctor You"，腾讯发布具有AI医学影像辅助诊断技术的"腾讯觅影"。随后，加快了精细化、个性化的"互联网＋医疗健康"衍生产品，诸如新型智能化、便携式医疗服务产品日新月异地发展，表明我国"互联网＋医疗健康"市场规模逐渐扩大。

伴随着互联网信息技术不断更新迭代，"互联网＋医疗健康"市场竞争也在加剧。一方面，新兴服务项目不断涌现，例如，互联网医院、医药电商、人工智能医药产品等智慧健康医疗产业链延伸扩大，社会大众认知和服务需求也发生变化；另一方面，随着"互联网＋医疗健康"服务的不断成熟和规模化，医疗健康服务供给主体不再是单一实体医院

---

① 毛振华：《中国互联网健康医疗发展报告（2020—2021年）》，社会科学文献出版社，2021年，第7–8页。

和药店等线下主体，衍生出诸如网络健康直播、健康咨询、康养等线上虚拟个人、组织、企业等主体。现有的"互联网＋医疗健康"制度规制已然跟不上发展需求，建立和健全中国特色社会主义互联网治理法律制度体系和法治体系，成为数字时代网络市场秩序建设的迫切命题，相应的"互联网＋医疗健康"法治建设任务更为紧迫。

（三）制度化建设进程加快，法治刚性需求增加

"互联网＋医疗健康"的制度规制体系涵盖了法律、法规、规章及政策等制度规范体系，法律法规是法治建设的基石，是制度规制体系大厦的地基工程。目前，我国"互联网＋医疗健康"规制的法律主要有《中华人民共和国基本医疗卫生与健康促进法》《中华人民共和国药品管理法》两部基本法律，《中华人民共和国数据法》《中华人民共和国疫苗管理法》《中华人民共和国食品安全法》等关联性法律，以及部门规章和规范性文件如《国务院办公厅关于促进"互联网＋健康医疗"发展的意见》《国务院办公厅关于促进和规范健康医疗大数据应用发展的指导意见》《国家健康医疗大数据标准、安全和服务管理办法（试行）》《网络安全审查办法》等20余件。此外，也有大量关于相应法规政策制度落实的地方性法规和政策制度文件，如宁夏、贵州、山东等地也制定出台了许多"互联网＋医疗健康"相关的地方性法规和政策等制度。据统计，仅2019年就发布了涉及健康、食品药品、卫生管理、环境保护等省级地方性法规213项。这些法律法规为国家和地方"互联网＋医疗健康"事业的有序发展和法治化建设提供了强有力的制度支撑。

从法治实施的制度来源看，我国"互联网＋医疗健康"法律法规尚未形成体系，比较零散，散见于各类法律法规乃至一些规范文件。此外，现阶段我国"互联网＋医疗健康"的制度规范主要依据是政策性文件、

行业标准等。前面我们提到"互联网＋医疗健康"法学应用政策研究方法论，在这里需指出实践中我国现有法律也对诸如标准、行政规范性文件作出明确的法律化认可，承认其对实践的指导和规范作用。因此，我国基于现有法律法规的概括性和普适性特征，以及"互联网＋医疗健康"的特殊性，显然现有的法律法规不能满足当前"互联网＋医疗健康"发展需求，需要通过立法修改、制定专门法律等举措健全和完善医疗健康法治体系。同时，我们也要看到"互联网＋医疗健康"法律制度体系具有较强的行政法和经济法特性，涉及各类主体的市场准入、信息数据安全、产业行业规范等国家治理的体制机制的建设，更关涉广大人民群众的生命健康安全问题。因此，需以包容审慎的态度，分析"互联网＋医疗健康"不同法律关系的构建，为政府、社会、企业、组织和社会大众等提供最大限度的法治依据和保障。

二、我国"互联网＋医疗健康"法律规制面临的问题

由于"互联网＋医疗健康"的场域特殊性，即网络空间的虚拟特性和应用场景不固定等特性，传统法律法规的地域管辖理论显然很难实现有效治理，加之，其融合了网络信息和医疗健康服务的高度科学特性和技术性、专业性，法律规制在制度上弥合"互联网＋医疗健康"服务提供主体与服务对象间因"数字鸿沟"中信息不对称等带来的算法陷阱和认知盲区，不仅存在学科交叉融贯的难题，也存在市场法治秩序建构的迫切性。

（一）服务同质化和优质化竞争法律规制问题

传统医疗健康服务本身就存在服务标准化和规范化等制度规范体系

的健全和完善要求，目前我国"互联网＋医疗健康"虽已初具规模，但当前市场服务同质化十分严重，国内几百家企业从事领域、服务内容相同，非常不利于市场投资和竞争。这不仅与我国"互联网＋医疗健康"市场发展尚不成熟有关，也与我国"互联网＋医疗健康"法律等制度规制体系不健全有着极大关系。

此外，虽然近年来我国医药改革在化解城乡医疗健康服务和发展不均衡方面取得显著成绩，尤其是随着"医共体""医联体""集团医院"等医疗机构规模化和集约化发展，在一定程度上，增强了实体医院竞争力，也增强了实体医院间的"互联网＋医疗健康"网络系统和平台间互联互通，但是，基于群众追求优质医疗资源服务的心理，对基层医疗机构或非公有性医疗主体而言，可能带来吸走病患资源的风险，也即面临行业竞争甚至危及基层医疗机构或弱小医疗服务群体存活，尤其是一些头部互联网企业和三甲以上医院的强强联合，不仅使资金资源规模化，更多是客户群体聚集效应的增强，将给基层、个体、专科等小型互联网企业和基层医疗机构带来垄断性市场竞争局面，这对互联网医疗资本市场的活跃和医疗健康事业发展是极为不利的。同时，"互联网＋医疗健康"行业无序竞争，必然催生一些危害大众健康和社会治理的问题与风险。

（二）医疗健康数字化市场对行政监管的挑战

依据"法无授权不可为"，我国医疗卫生健康行业行政监管的法律法规是以行政法规、部门规章为主。但随着经济社会发展，医疗健康服务市场化程度不断提高，私营医疗机构主体不断增多，致使行政市场准入审批监管和行政行业监督问题越来越多，亟待将医疗健康行业规范标准、国家规范性文件以及医学伦理精神纳入，以健全和完善医疗健康法治规范体系。"互联网＋医疗健康"的发展再次对我国医疗卫生健康法律规制体系重构提出要求。尤其是医药电商平台、医药器械智能化的加快，对医疗健康行政监管体制机制提出挑战，亟待建构互联网医药法治秩序。

（三）互联网健康医疗技术的法律规制问题

目前，中央层面专门的"互联网＋医疗健康"的法律制度主要有三部，均是部门规章，是国家卫生健康委员会和国家中医药管理局制定的《互联网诊疗管理办法（试行）》《互联网医院管理办法（试行）》《远程医疗服务管理规范（试行）》。这三部规章对互联网医院的设立、监管等作出了较为详细的规定，对互联网诊疗行为中医师执业资质等审核监管也作出规定。但是，这是行政执法层面的法制规范，相较于"互联网＋医疗健康"商事交易监管、个人医疗健康海量数据保护、医疗健康数据算法技术处理的合规化等，显然在没有法律对行业标准、伦理道德规范等公共价值共同体的承认和认可情况下，现有的法律法规是无法跟上医疗科学技术和网络信息技术的发展步伐，行政机关的监管必然有盲区和空白地带。

虽然，目前在执法和司法层面，我们可以根据《中华人民共和国民法典》《中华人民共和国刑法》《电子商务法》《网络安全法》《中华人民共和国消费者权益保护法》《公共图书馆法》《国家情报法》《测绘法》等对"互联网＋医疗健康"的数据权益予以保护。但是，由于算法等人工智能科技数据库数据权属及其用益权等权属在立法上的不明确，信息泄露和数据脱敏责任追究难等侵权行为极易发生，况且"互联网＋医疗健康"的信息数据是关系生命健康和隐私等伦理的内容，没有法治强制保障后果不堪设想。实践中，无论是司法法律援引，或执法权法制来源，我们认为不能采取概括适用援引原则，而是需要明确的法律条文规范与规制。毕竟，生命健康不仅是个人生存、发展的基础，更是人类社会进步的根本。因此，加快"互联网＋医疗健康"技术法治化建设意义重大。

（四）互联网医疗网络市场秩序法治化问题

当前，无论学术界还是实务界均认可网络虚拟世界的法治秩序建构的必要。我国"互联网＋医疗健康"市场主要是社会资本投资成立的平台运营模式，网络市场治理常见问题是一些负面或不良信息传播和攻击，产生网络治理和信息保护问题。互联网医疗网络市场良性竞争秩序，也需要国家有形的手来规制，需要国家建立相应法治秩序予以规范。此外，法律规范体系如何保障"互联网＋医疗健康"服务质量，这不仅是医疗技术服务的问题，也是"互联网＋医疗健康"市场发展的问题，更是法治保障人民群众生命健康权益的核心目标所在。

（五）医疗数据流通与保护的法律价值衡平问题

"互联网＋医疗健康"服务，产生海量信息数据的收集、清洗、转载、储存、计算分析等行为，可能在不同场域由不同主体完成。涉及不同场域不同主体的个人、企业商业、服务相对主体等的行为和相应的利益关系，涉及不同主体的信息数据处置权益，有知识产权法上的权益保护、有民商事法律关系、有个人和商事主体的信息数据权益保护，甚至关系社会大众生命健康的伦理权、道德权等等。面对这些复杂权利规范，需要通过法律来衡平经济利益与公共秩序、商事主体与社会大众利益关系。对于信息数据而言，涉及医疗健康信息数据的有效流通和保护的法律上的价值衡平，然而这种衡平是复杂且艰巨的任务。

上述内容，既是法律法规对"互联网＋医疗健康"服务相关信息数据处理行为的规范，同时还有为这些信息数据安全有效运行提供法律支撑，释放数字经济红利和激发数字新质生产力作用。因此，仅有传统医疗卫生法律法规、伦理规范以及网络数据法律法规不能满足"互联网＋医疗健康"法治需求。亟待建立健全"互联网＋医疗健康"法律规范体系，推动"互联网＋医疗健康"市场稳定有序发展，保障广大人民群众生命健康权益。

三、我国"互联网＋医疗健康"法治体系建构的几点思考和建议

"互联网＋医疗健康"的应用和发展，目标在于实现医疗、技术、数据等资源的共享和再生产，套用罗宾·蔡斯对共享经济的定义，在"互联网＋医疗健康"市场内，构建起闲置资源＋共享平台＋人人参与的新型医疗健康服务模式，也是"互联网＋医疗健康"法律规制体系和法治体系建设的现实逻辑。

（一）认知上承认互联网健康医疗立法层级多元性和复杂性

我们必须在意识层面对"互联网＋医疗健康"有清晰的、现实的认知，线上线下结合是未来医疗发展的必然趋势，它将不断催生新型经济形态和模式，必然产生更多更为复杂多元的利益关系和社会关系，因而需要法律研究哪些是需要通过法律来调整的，或是建构怎样的法律规制体系，才能为"互联网＋医疗健康"的有序发展提供良好的法治环境。因经济社会的不断演化以及"互联网＋医疗健康"不断迭代发展，对于现行法律规范体系而言，是不断改革和重建的过程，我们认为也将带来医疗健康法律秩序的重构，这也是未来法律变革和法治改革的重大命题。事实上，数字时代的法治革命已然到来。以"互联网＋医疗健康"中关于信息数据管理、算法、AI 应用等为例，在互联网空间存在多元、复杂

主体间行为交互和利益关系纠葛，诸如元宇宙法及法治体系建设在法学研究领域已不是陌生命题。理清这些多元而复杂的关系，是当前"互联网＋医疗健康"立法的重点和难点，也是医疗健康治理体系和治理能力现代化建设的重要任务。

"互联网＋医疗健康"立法的复杂性和法律规制的多元特征，在另一个层面体现为："互联网＋医疗健康"立法不仅牵扯个人生命健康和权益保障、医学和技术伦理、商业合同行为和知识产权各类法律上的权利义务关系的衡平，而且关系到政府行政监管、社会市场秩序建构、人民群众信息数据安全等个人、社会组织、国家等多层保护机制建设的问题，是公法与私法的法治平衡和社会秩序建设的难题。

单一的法律或政策等制度规范是无法完成的。必须从中央和地方建立健全"互联网＋医疗健康"多元主体规范体系，不仅是法律法规，还包括政策制度、规范性文件等制度规范体系。这是数字时代法治社会建设的必然趋势，法律不仅要明确"互联网＋医疗健康"各主体法律权利（力）义务（职责）等内容，还要通过法律承认和认可除法律之外的其他制度的规范作用和价值。

（二）立法上确立"互联网＋医疗健康"其他非法律制度规制前置性

正如前述对"互联网＋医疗健康"法律包括行政法属性，行政法律法规的规范体系包括大量的政策制度，也即法律对其他规范体系的承认和认可方式之一。健全和完善"互联网＋医疗健康"制度规制体系，一方面是国家"互联网＋医疗健康"法治化探索的必要举措，另一方面，也是地方推进医疗卫生体制改革和贯彻落实全面依法治国的重要依据。目前，我国各地"互联网＋医疗健康"发展水平不一，东南、华南等地互联网健康医疗业态正走向成熟，西北、东北等地网络信息技术发展依然相对落后，其互联网健康医疗产业规模化、市场化程度相对较低。虽然网络无边界，信息技术可打破地域边界，但是经济落后地区基础建设项目在人力、资金、设施方面缺口非常大，亟待政策等制度激励和引导，倘若以普适、统一、刚性的法律来规范各地"互联网＋医疗健康"，显然太过严苛或超前，在一定程度上反而制约和限制其发展。

此外，"互联网＋医疗健康"法治建设离不开政策等制度规范，离不开行业标准规范，也离不开法律强制力保障，这些规范体系相辅相成，有着内外一致的价值，是社会医疗健康治理共同体统一价值体系的外在表现。"互联网＋医疗健康"制度规制体系的完善，伦理、标准、政策等制度建设是数字时代法律体系和法治体系现代化的重要内容和支撑。

（三）重视"互联网＋医疗健康"技术立法规范的基础性

法律的可预见性和可预测性，是法的秩序价值和作用所在。对于"互联网＋医疗健康"法律规制而言，法律立足于医疗服务知识价值与计算机技术价值的链接，保护其衍生的新的医疗健康服务价值和市场利益的同时，也要规制其危害个体、社会、国家以及市场的行为，是建构"互联网＋医疗健康"良性竞争秩序和激发其促进与保障人类健康事业作用的重要工具。放眼全球，不难发现在信息技术应用国际竞技场上，那些在法律制度层面有着重大优势的国家，其信息技术创新和应用也是全球领先的。"法治是现代化治理的重要标志"，"互联网＋医疗健康"法治化是推动医疗健康治理体系和治理能力现代化的重要内容。加快推进我国"互联网＋医疗健康"法律体系建设，是深入推进国家科技创新战略和健康中国建设的重要内容，同时，也是健全和完善我国科技创新和医疗健康制度体系建设的重要路径之一。时下，我国互联网医疗、人工智能医疗、5G 信息技术等有许多技术应用和创新领跑全球，这不仅与我国信息技术的创新发展能力息息相关，也与我国现行法律体系和法治体系的现代化有着必然的关系，健全完善法律规范体系和法治体系，不但保护和保障了我国信息技术的升级发展，而且为我国信息技术走出国门提供强有力的制度支撑。因此，可以说加强"互联网＋医疗健康"法律规范体系建设，提高国家立法对"互联网＋医疗健康"规范作用力，就是增强我国"互联网＋医疗健康"国际竞争力。

（四）"互联网＋医疗健康"数据安全和流通是立法重点

数据联通是"互联网＋医疗健康"打破地域限制关键，是实现医疗健康数据商业化、市场化的前提，也是医疗健康数据立法的重点。这是数据作为"互联网＋医疗健康"运行基础元素的立法核心所在，立法不仅要确保数据流通和交易等，还要对赋予数据价值和安全确立其法律保护，如数据采集资格权、数据清洗和处理权以及数据权属及保护等。

另外，国家法律如何为数据运行提供制度指引，以解决比如技术、人员、数据在虚拟和实体空间交互行为的合法性问题，是当前互联网医疗健康数据价值发挥和市场化后安全性的关键所在。在"互联网＋医疗健康"数据资源市场化过程中，必然出现数据权益主体多元化、分散化问题，涉及个人和企业信息安全、知识产权保护、数据合规等法律问题，法律不明确或法律规制体系不健全，必将出现两极化现象：一是数据私有化用不起来，二是数据滥用。这两种对"互联网＋医疗健康"数据资源价值发挥都是极为不利的。

因此，如何建构有效的"互联网＋医疗健康"数据安全和联通的法律规制体系，不仅能够促使数据资源合法应用于医疗和研发，也可让数据流通得到法律权威认可。可以说数据价值的发挥在法律可控范围内，是当前国家立法的重点和难点所在。

（五）构建"互联网＋医疗健康"市场竞争秩序多元治理模式

前面提到对于国家行政监管而言"法无授权不可为"，对于个人和市场主体而言"法无禁止皆可为"。对于前者而言，"互联网＋医疗健康"的国家法律体系建构要在立法上实现体制机制的完善，也即立法上明确国家的监管权力分配和职责所在。对于后者而言，法律要明确个人市场主体的行为边界和底线。根据当前我国各地"互联网＋医疗健康"发展模式和实践经验，前期"互联网＋医疗健康"行业的发展，需要大量资金投入到医疗信息化基础设施建设中，尤其是经济社会发展相对滞后地区，其医疗行业信息化建设在人力、资金、设施设备等建设方面存在巨大缺口，政府在引导社会资金投入医疗信息化建设过程中，必然产生地方医疗信息化发展不均衡的现象。这在法治体系不完善情况下，井喷式融资过热，将产生和出现多数企业投资集中于较好区域和医疗机构，抑或是乡村及基层医疗机构和私人医疗机构无人问津现象。国家和地方政策部署规划，制度引导和激励对于域外资金和头部企业行为的规制很大可能出现"无力应对"现象，国家或地方必须通过强有力的法律法规来保障弱势投资主体和市场权益。此外，我国"互联网＋医疗健康"市场同质化问题非常严重，头部互联网企业的市场垄断问题也越来越严重，信息差、竞争悬殊等问题，对小微企业生存发展极为不利。尽管市场化为"互联网＋医疗健康"发展壮大提供机遇，但必须在法治化轨道中推动"互联网＋医疗健康"事业高质量发展，"大鱼吃小鱼"的市场良性竞争是允许的，但对于人民群众健康服务的"垄断霸王条款""大数据杀熟"等不良市场行为和现象是法治坚决不允许的。

第三节　我国"互联网＋医疗健康"标准规制研究

现行全球各国"互联网＋医疗健康"信息交换的标准多数采用 ISO 制定的标准制度为主。1994年，国际 ISO 组织提出 ISO9000标准概念，其中，卫生信息交换标准是基于网络开放系统互联模型（Open System Interconnect，简称"OSI 参考模型"）第7层（应用层）的医学信息交换协议制定的，是专门用于医疗卫生机构及医用仪器、设备数据信息传输的标准，主要包括三个方面的内容，即健康信息表达、健康信息指标项分类体系、健康信息交换协议，被誉为国际社会最早通用健康信息交换标准，虽几经修改，但至今被世界各国沿用。

一、我国"互联网＋医疗健康"信息标准化实践演进

"互联网＋医疗健康"服务是以互联网或移动互联网为载体，将大数据、云计算、物联网等技术与传统医疗服务相结合的新型医疗服务模式。医疗健康信息标准化是确保"互联网＋医疗健康"服务质量和医疗健康信息数据质量的重要保障。健全和完善"互联网＋医疗健康"信息标准体系，并推进标准化落地落实，是实现医疗健康信息在不同地域、不同机构、不同部门及不同系统之间的互联互通与共享，使信息标准化成为助力医改、提质增效、便民惠民的重要抓手，也是规范所有互联网医疗主体网络行为，保障互联网医疗科学、安全、合法发展的重要制度支撑。

（一）医疗信息标准化的兴起

我国医疗信息标准化起步较早，但实践效果差距甚大。1987年3月，美国宾夕法尼亚大学医院组织成立了一个由卫生工作者、销售商、顾问等组成的委员会工作组，后被称为HL7（Health Level Seven）[1]，致力于医疗信息应用系统中信息和数据交换标准化。1997年，我国原卫生部发布的《医院信息系统软件基本功能规范》（以下简称《规范》）正式揭开我国医疗卫生信息标准化的序幕。2000年，我国组建了HL7筹备委员会，确立了医疗卫生信息标准化推进工作机制。后来，为"改变医院信息系统建设标准不一、信息共享难"，原卫生部启动《规范》修订，于2002年4月颁发。但基于《规范》属于"指导性文件和用于评估医院信息化建设程度"的特性，其执行效果并不理想。在认识到卫生信息标准化的重要性后，原卫生部于2003年印发《全国卫生信息化发展规划纲要2003—2010年》，提出了医疗卫生信息标准统一化建设要求。

（二）"互联网+医疗健康"信息标准推进情况

随着"互联网+"、5G、人工智能等信息技术与医疗卫生的深度融合发展，我国"互联网+医疗健康"事业发展进入快速增长期。2015年12月12日，我国成立互联网医疗标准化联盟与互联网标准化专门机构。2019年6月，第八届国家卫生健康标准委员会成立，下设21个标准专业委员会，明确了医疗健康信息标准专业委员会职责，主要负责医疗健康信息标准化管理工作。

实践中，各地互联网医疗信息标准化制度体系建设发展差距较大，

---

[1] HL7 International 指定了许多灵活的标准、指南和方法，各种医疗系统可以通过这些标准、指南和方法相互通信。此类指南或数据标准是一组规则，允许以统一和一致的方式共享及处理信息。这些数据标准旨在让医疗机构能够轻松共享临床信息。从理论上讲，这种交换信息的能力应该有助于最大限度地减少医疗在地理上孤立和高度可变的趋势。

广东省、上海市等地2009年就出台"互联网＋医疗"服务规范标准政策，指导地方医疗信息化高效有序推进。相较而言，我国西部一些省份的偏远县区，至今仍在努力推进医疗卫生信息平台建设、数据联通共享等基础设施建设。"互联网＋医疗健康"的信息标准化程度不一，致使其无法实现跨省或跨机构医疗健康信息数据联通共享。据统计，我国能够实现区域政务信息共享的省份占比为63.3％，95.4％的三级医院信息集成平台完成了院内数据交换，区域卫生信息平台与医院实现信息联通共享的三级医院为48.0％，二级医院为31.9％。[①]

（三）"互联网＋医疗健康"信息标准化制度建设

随着"互联网＋医疗健康"事业进入快速发展期，党和国家也逐步加快"互联网＋医疗健康"信息数据标准化制度建设。2013年10月，《国务院关于促进健康服务业发展的若干意见》提出制定互联网医疗信息数据标准的要求，并要求尽快实现医疗保障、医疗服务、健康管理等信息的共享。2016—2023年，我国印发了20余件关于互联网医疗信息数据采集、存储、共享开放等规范性文件（见表3-1），这些规范性文件为我国互联网医疗信息系统、平台、数据库等的信息和数据标准化提供了明确的政策指引。据统计，"十三五"期间，中华人民共和国国家卫生健康委员会（简称"国家卫健委"）发布了医疗健康信息标准597项，成立了卫生健康信息等21个标准专业委员会，14个省级行政区、3个地级市成立了地方医疗健康标准化技术委员会。现阶段，区域间、医疗机构间的医疗健康信息数据库在信息互认、共享交换问题上依然存在很多障碍，原因在于信息集成的数据质量不高，而信息标准化程度是决定数据质量

---

① 国家医疗健康委统计信息中心：《全民健康信息化调查报告——区域卫生信息化与医院信息化（2021）》，人民卫生出版社，2021年，第175-180页。

的关键。

表3-1　2016—2023年"互联网＋医疗健康"信息和数据标准化相关政策

发布时间	出台单位	具体文件	内容简介
2016年10月25日	中共中央、国务院	《"健康中国2030"规划纲要》	明确提出健康信息化标准体系、数据标准体系建设要求
2017年3月14日	国家卫生计生委、国家中医药管理局	《电子病历应用管理规范（试行）》	指出电子病历系统是医疗质量、安全、效率的计算应用系统，要求电子病历使用的术语、编码、模板和数据应当符合相关行业标准和规范的要求
2018年4月2日	国家卫生健康委	《全国医院信息化建设标准与规范(试行)》	明确了医院信息化建设的标准和规范
2018年7月12日	国家卫生健康委	《国家健康医疗大数据标准、安全和服务管理办法（试行）》	对我国医疗健康数据标准的制定、实施、管理作出明确的规定
2019年4月19日	国家卫生健康委	《全国医院数据上报管理方案（试行）》	提出信息、数据采集接入流程、服务等标准化要求，明确要求应用国家、行业标准
2020年10月10日	国家卫生健康委、国家中医药局	《关于加强全民健康信息标准化体系建设的意见》	明确提出健康信息标准研究制定、应用推广以及实施评价与规范管理制度、标准化工作机制创新，建立健全政府引导、市场驱动、统一协调、运行高效的卫生健康信息标准化工作格局
2021年6月4日	国务院办公厅	关于推动公立医院高质量发展的意见》	推进电子病历、智慧服务、智慧管理"三位一体"的智慧医院建设和医院信息标准化建设
2022年11月7日	国家卫生健康委、国家中医药局、国家疾控局	《"十四五"全民健康信息化规划》	提出实现医疗健康数据统一标准、一次采集、整合共享、多方利用目标，互联网医疗信息数据标准化规范化
2023年8月7日	国家卫生健康委	《卫生健康信息数据元标准化规则》等4项推荐性卫生行业标准	制定了具体的卫生健康信息数据标准化规则

随着"互联网＋医疗健康"的应用推广和快速发展，2019年12月28日，全国人民代表大会常务委员会审议通过了《中华人民共和国基本医疗卫生与健康促进法》，正式从国家立法层面提出医疗机构的"医疗标

准化"要求。《中华人民共和国数据安全法》等一系列法律的相继出台，对网络信息数据访问和共享也做出安全建设标准责任和要求等法律规范。截至2023年3月，我国"互联网＋医疗健康"信息标准化的法律法规、规章、政策、规范文件等制度规制体系初具雏形。

二、我国"互联网＋医疗健康"信息标准化的发展挑战

实践中，互联网企业负责各类医疗卫生信息系统和平台的承建与运营，其商业化、利益化的市场主体特性与医疗公益性存在一定价值冲突，加之目前我国医疗卫生法治规范体系尚不健全，互联网医疗信息数据标准的法律规范价值尚未得到医疗各行业、各领域的普遍遵循和重视，致使医疗信息数据标准化程度不高，给医疗卫生行政治理、医疗机构服务、患者体验带来一定制约及影响。

（一）医疗卫生行政信息化治理的挑战

据统计，我国互联网医疗信息数据相关标准超过250项，其中国家标准1项，行业标准222项，团体标准33项[1]，一方面这些标准严重不足，不能满足现实发展需求；另一方面，这些标准的推广应用缺乏落地实施的刚性约束，致使其推广使用范围受限，进而也给医疗卫生行政信息化治理带来一定影响及制约。

1. 医疗卫生行政信息系统和平台的链接兼容难

基于我国省、市、县区域医疗卫生行政信息系统和平台存在属地和领域条块双重管辖，即医疗、医保、药品、疾控等地方行政和上级行政

---

[1] 武留信：《中国健康管理与健康产业发展报告（2020）》，社会科学文献出版社，2020年，第87页。

双重领导的机制，在各地和各领域医疗卫生行政信息化建设过程中，各信息系统和平台的承建商建成期不同，在缺乏统一、普适、刚性的标准化制度要求前提下，致使现行大部分运行的医疗卫生信息系统和平台存在相互兼容与链接难的问题。据统计，我国31个省、自治区、直辖市共建有19个医疗卫生应用系统，由632家承建商建设。[①]建成的系统和平台百花齐放，集成的医疗健康信息数据不统一，其联通共享障碍频出，后期的兼容、链接等改造升级经费支出颇多。

2. 医疗卫生行政信息数据的统筹和协调不顺畅

目前，我国各地各类医疗卫生信息系统和平台存在跨领域、跨区域信息数据共享不顺畅，这是制约、影响行政信息数据统筹效率和协同治理质效的重要难题。据统计，我国省级区域卫生信息平台与公安部门跨部门的数据共享能够实现66.7％，市、县区域医疗卫生信息平台与医保部门实现跨部门数据共享的比例分别为30.5％、26.1％；省、市、县医疗卫生信息平台数据采集与交换功能比率分别为100％、59.6％和36.9％。[②]这表明我国医疗卫生信息系统和平台联通共享难问题非常突出，其根本原因在于相关信息数据标准化程度低、统一度不够，致使系统和平台中信息数据分析和表达作用不能充分发挥，进而影响行政治理的统筹和协调效率。

3. 医疗卫生行政信息数据安全监管审查问题多

医疗卫生信息内容广泛且复杂多样，涉及个人生命健康全周期、国家卫生健康全领域、社会卫生健康服务全流程。"互联网＋医疗健康"

---

① 国家医疗健康委统计信息中心：《全民健康信息化调查报告——区域卫生信息化与医院信息化（2021）》，人民卫生出版社，2021年，第175-180页。
② 武留信：《中国健康管理与健康产业发展报告（2020）》，社会科学文献出版社，2020年，第24页。

安全监管，关键是对信息数据的监管。监管精细化的前提是治理平台链接顺畅、监管有序规范、流程透明，这有赖于信息数据标准化制度体系的健全和有效实施。统计显示，我国省、市、县各级卫生健康委设置独立信息化技术机构的比例分别为80％、33.8％、12.8％。[①] 在行政安全风险防范信息共享和治理问题上，信息数据分散、集中共享难的问题，增加了政府对医疗卫生信息数据监管的难度。实践中，网络信息数据安全监管部门或各卫生行政部门对医疗卫生信息数据安全审查和监管，在业务职责上存在很多交叉，例如"互联网＋"三医联动平台的处方药品审查关联到公安的居民个人信息、卫生健康委的健康信息、医保的线上结算等信息数据审查，涉及信息数据共享、网络系统接口传输、服务收费等一系列信息和技术统一以及审查的规范化和标准化。这些问题仅依靠法律法规和行政手段难以解决，更需要对"互联网＋医疗健康"服务建立一个比较完善的标准化规制体系进行良性引导。

（二）医疗机构信息数据标准化建设的挑战

"互联网＋医疗健康"服务是医院现代化服务的重要组成部分。信息系统是形成医院核心竞争力的重要法宝。信息数据标准化程度决定医院与外界新知识、新技术、新业务的密切程度，与科室间联系的便捷、密切度。信息数据标准化影响"互联网＋医疗健康"服务质量，决定着医院现代化水平。

1. 医疗机构信息标准化改造难

我国各医疗机构建立信息系统的时间不一致、软硬件设施不同，导致相应信息数据的格式不一致，缺乏统一标准、统一技术等规范化、标

---

① 武留信：《中国健康管理与健康产业发展报告（2020）》，社会科学文献出版社，2020年，第24页。

准化要求，使资源信息很难实现互联互通。医疗卫生信息标准化建设大多依赖国家卫生健康委指导性规范文件的出台，实施刚性约束力较低。加之，各医疗机构的信息系统、病种编码、药品和耗材编码、财务收费代码系统和数据库的承建厂商不同，缺乏强有力的标准化建设制度推进，致使建成的信息化设施设备配置、业务流程、服务模式存在很大差异，医疗机构间的医疗健康信息数据代码表达也不同，相应的信息数据共享开放很难实现，系统和平台链接存在障碍，进而导致大多数医疗机构在信息系统改造升级、链接统一化建设等标准化改造中存在很大技术难题以及不小的资金、人力投入压力。

2. 医疗机构信息标准化资金压力大

《全民健康信息化调查报告：区域卫生信息化与医院信息化（2021）》调查的我国7449家医院信息系统的应用建设情况显示，三级、二级和其他医院与区域卫生信息平台联通的比例分别为48.0%、31.9%、24.9%。[①]可见，我国各级医疗机构信息化水平差距很大，医疗机构信息系统互联互通建设任务依然艰巨，需要加大加强其信息数据标准化和平台系统标准化建设。实践中，医疗机构信息化建设资金来源以其自筹为主，三级、二级及其他医院的自筹资金占比分别为98.1%、94.4%、77.0%，财政投入对二级医院的信息化建设投入占比31.4%，低于三级医院的36.9%。[②]可见，医疗机构信息化、信息标准化、改造升级运行维护等资金投入多、压力很大。

---

① 国家医疗健康委统计信息中心：《全民健康信息化调查报告——区域卫生信息化与医院信息化（2021）》，人民卫生出版社，2021年，第175-180页。
② 国家医疗健康委统计信息中心：《全民健康信息化调查报告——区域卫生信息化与医院信息化（2021）》，人民卫生出版社，2021年，第178-182页。

3. 医疗机构的信息数据安全责任重

标准是保障医疗卫生信息数据顺利稳定运行的基础制度。相关研究已证实，互联网医疗行业已成为当下网络勒索软件攻击的重点目标之一。互联网医疗健康服务中，医疗机构协同网络运营商为患者提供服务，会产生各类信息数据。在收集、分类、清洗、交换患者信息数据等流程中，医疗机构需承担患者信息数据安全保障的责任。2020年3月国家标准化管理委员会印发的《信息安全技术——个人信息安全规范》、2021年7月国务院发布的《关键信息基础设施安全保护条例》、2021年8月全国人民代表大会常务委员会通过的《中华人民共和国个人信息保护法》、2022年11月中共中央网络安全和信息化委员会办公室印发的《个人信息保护认证实施规则》等法律法规和规范性文件，明确了医疗机构的信息数据安全责任。对医疗机构而言，不仅需要加大医疗健康信息数据安全相关技术、人才、资金投入，还需要加强信息数据安全标准制度体系建设。

（三）患者"互联网＋医疗健康"信息数据权益保障的困境

"互联网＋医疗健康"服务是由医院、运营商等多方力量参与，患者通过互联网医疗完成就医服务的活动。基于"互联网＋医疗健康"服务的开放性，倘若缺乏统一的行业标准、质量控制体系，其服务质量很难得到保障。此外，基于互联网医疗服务的专业性、技术性等特征，从医疗卫生知识差距视角来看，患者显然处于弱势，其在"互联网＋医疗健康"服务中面临极大的权益失衡风险。

1. 患者与"互联网＋医疗健康"服务主体不对等

个人或患者的医疗健康信息数据的标准化，包括对服务提供主体建立的个人或患者医疗健康档案完整度、信息数据准确度、联通开放及安全保障等方面的制度化、规范化等标准规制的质控要求。现实中患者在不同医院的重复医疗、过度医疗等问题，根本原因在于患者医疗健康信息数据质量不过关或信息数据联通共享难，这也是信息数据标准化的问题。这种情况是基于患者与医疗机构之间信息和知识的不对等而产生的。统计数据显示，2020年，我国东部、中部、西部地区县级居民电子健康档案库建档率分别为31.1％、38.7％、55.7％；基层居民电子健康档案的更新频率和调阅量更低，且仍有部分市、县未建立居民电子病历库。[①]如今，距2010年《电子病历基本规范（试行）》印发已10余年，但电子病历规范化率、标准化程度依然不高，跨区域、跨机构信息数据联通共享难依然存在。一方面，患者无法认识到医疗健康信息标准化的重要性，另一方面患者也无法要求医疗健康信息完整、准确表达。这也是医疗卫生信息化过程中医患关系、技术与服务等关系链的衡平制度建设的难题。

2. 患者的生命健康权益保障能力弱

根据《中华人民共和国网络安全法》第十条规定，"互联网＋医疗健康"服务建设运营主体负有维护信息数据完整性、保密性和可用性责任。"互联网＋医疗健康"服务过程中，大量信息数据被记录下来，这些信息数据是患者个人信息，处理这些信息数据的主体是医疗机构及其医护人员、信息系统运营商及其工作人员等，患者如何保护自身信息数据安全，只能依靠健全完善的制度规制体系，由此看来建立规范互联网医疗信息数据规则十分重要。信息数据标准化是"互联网＋医疗健康"服务体系的基础制度，医生基于互联网企业信息系统的算力为患者作出诊断，若无此制度依据，医生诊断是否科学、恰当，这一问题就难以评价和制约，倘若以此引起误诊等问题造成患者健康权益遭受损害，患者

---

① 国家卫生健康委统计信息中心：《全民健康信息化调查报告——区域卫生信息化与医院信息化（2021）》，人民卫生出版社，2021年，第20页。

则更无法追究医疗机构、信息系统运营商的责任。

三、我国"互联网＋医疗健康"信息标准规制的对策建议

信息标准化是"互联网＋医疗健康"治理制度规制体系的重要基石，是保障"互联网＋医疗健康"科学、稳定、持续发展的关键。

（一）健全和完善信息标准化制度体系建设

共建共治共享的法治原则是数字经济社会发展的必然要求，信息数据标准是行业规范的重要内容，也是"互联网＋医疗健康"制度规制体系和信息技术有机融合的治理方式之一，是健全和完善国家制度体系的重要举措，也是推动"互联网＋医疗健康"规范化、现代化发展的重要支撑。

1. 建立多元的标准生成制度机制

"互联网＋医疗健康"是一个复杂系统，其信息数据标准涵盖国际、国家、区域、行业等标准规制。因此，其标准制度的供给机制必然是多元的。2019年6月，国家卫健委印发的《卫生健康标准管理办法》规定：互联网医疗信息标准化规范推进主体责任单位是国家卫健委、国家卫生健康标准委员会、卫生健康标准专业委员会、国家卫生健康标准委员会秘书处；国家疾病预防控制中心、国家卫生健康委统计信息中心、医疗管理服务指导中心承担卫生健康标准化协调工作，任何个人、法人和其他组织均可提出标准修订项目建议。因此，我国"互联网＋医疗健康"信息数据标准的生成，是一个开放机制，当坚持包容开放的原则，调动社会各方面力量参与医疗卫生信息数据标准的制定，构建集个体、组织、政府、行业等多元标准的供给机制。同时，结合时代和科技发展，发挥

各主体主动性来推动"互联网＋医疗健康"信息数据标准的修订和完善，进而满足新时代"互联网＋医疗健康"信息数据治理制度现代化建设需求。

2. 建立健全标准实施制度体系

"互联网＋医疗健康"信息标准化涵涉内容庞杂、多元，关系到网络、医疗等各类基础性、技术性、专业性标准规则。因此，一类或几类"互联网＋医疗健康"信息数据标准规制无法实现一体化治理，需要建立系统的、体系的信息数据标准规范体系。首先，在标准基础制度上，不仅要落实《中华人民共和国网络安全法》《中华人民共和国数据安全法》《中华人民共和国个人信息保护法》等法律对信息数据标准的制定要求，还需要推进《标准体系构建原则和要求》（GB/T 13016—2018）、《信息安全技术——个人信息安全规范》等制度的标准生成的技术性程序落地。其次，在标准制度的体系化建设过程中，除了在基本法律上确立信息标准化的规范要求，还需要行政法规、部门规章、地方性法规（条例）来细化、补充、完善，以保障其应用推广辐射力。同时，在规划等政策部署上需进一步明确标准的制度规制目标、任务等内容。最后，在标准实施过程中，需要建立健全标准适用指引、监督制度体系，进而发挥其制度规制实施效能。

3. 信息数据共享交换标准制度体系化

基于医疗信息数据是"互联网＋医疗健康"服务决策的重要依据，参照国家标准委员会关于科学技术信息系统标准体系分类，"互联网＋医疗健康"信息系统包括基础、网络、应用三个标准体系，涵涉信息数据的交换、决策等标准。目前，仅从法律制度层面无法对"互联网＋医疗健康"信息数据作出全面、系统、综合的规范，需要在法律制度体系建设中，让法律对信息数据标准制度、标准化制度作出规范和要求。并且，需要在标准化制度建设过程中，从国家到部委、从国家到地方、从部委到地方单位（部门）等，对"互联网＋医疗健康"信息数据标准及标准化制度的制定、落实、督导建立起完善的制度和机制。就行业发展和个体生命伦理而言，国家标准、地方标准、行业标准的制定需要非常审慎的态度。因此，在标准分类上需要创设和完善技术、编码、伦理、安全等标准实施环境。

（二）加强医疗机构信息标准化的落实落地

现代化医院服务质量评测的关键，在于医院自身各种信息数据的畅通连接与流动。目前，我国"互联网＋医疗健康"信息标准化的制度规范，主要有标准管理、安全管理、服务管理三个方面，相关法律法规、规范性文件、标准指南等标准制度体系已基本建立。从信息数据共享实效来看，"互联网＋医疗健康"信息标准化制约问题严重，需要抓实各主体的基础编码标准统一化、服务标准化等制度落地。

1. 电子病历（健康档案）基础信息标准化

以电子病历（健康档案）为主的"互联网＋医疗健康"信息数据，包含了每个人的基本信息、健康信息等基础内容，其标准化是病患信息数据能否在医院信息系统内外流通的前提，是个人健康的依据，是区域居民健康信息数据库的重要组成。因此，各级各类医疗机构健康基础信息的标准化，是信息数据在各个环节实现共享的前提，也是实现数据深度分析价值的基础。应当落实《医院信息系统基本功能规范》《电子病历应用管理规范（试行）》等与互联网医疗健康相关的信息数据规范，尤其要重视首诊、基层（尤其是社区／乡镇）医疗机构的病历（健康档案）信息化和标准化建设。严格落实国家医疗健康信息标准化制度，建立督导和奖惩制度，通过督察督导，提高医疗健康信息标准化的统一度。

2. 信息数据联通共享的应用标准化

"互联网+医疗健康"的信息数据在各类公私医疗机构内外系统、区域平台的流动要建立在统一标准化的基础上，抓好医疗健康信息数据共享的技术标准及制度落地非常关键。2020年6月1日开始实施的《中华人民共和国基本医疗卫生与健康促进法》明确了医疗卫生信息数据"统一高效、互联互通"的标准化规定。在现有的标准化制度体系下，有效推进互联网医疗信息标准化制度落地，是"互联网+医疗健康"发展的重要任务。建议分类分步地推进标准化制度落地，首先是首批推动社区（乡镇）卫生院信息标准化建设，以互联互通成熟度测试为标准评判，夯实基层医疗健康信息标准化基础；其次是重点落实区域试点医院信息数据系统和相关平台联通的标准化建设，进而发挥其远程诊疗、集团医院、医联体等以点带面的作用，发挥试点医院信息系统的优势，实现互联网医疗价值；最后是逐步推动其他医疗机构信息系统和平台的标准化成熟度评选和监测，实现从乡镇医疗机构到三甲医院系统平台的无障碍衔接。

3. 基层医疗健康信息标准化

"互联网+医疗健康"的应用打破了区域和时间限制，搭建了优质医疗资源下沉通道。因此，推进"互联网+医疗健康"信息标准化，最大的受益主体是基层医疗机构和基层群众，通过建立统一高效、互联互通的"互联网+医疗健康"信息系统，可以将大多数慢性病、常见病、老年病患者分流到基层医疗机构，便于群众就医，从而减少跨医疗机构就医的重复检查检验。《全国基层医疗卫生机构信息化建设标准与规范（试行）》《医疗机构检查检验结果互认管理办法》等规范性文件对基层医疗机构信息标准化及其制度建设提出了明确要求。夯实"互联网＋医疗健康"在慢性病、常见病、老年病等领域的基层信息标准化建设，发挥基层远程医疗、智慧医疗、家庭签约医生等服务基层百姓的职能，使广大群众认识到基层互联网医疗信得过、靠得住，从而放心、安心、舒心地接受基层医疗机构服务。

（三）构建以患者为中心的安全监管服务体系

"互联网＋医疗健康"的发展目标是满足新时代人民群众的医疗健康服务需求。构建以人为本、以患者为核心的"互联网＋医疗健康"服务体系，是"互联网＋医疗健康"发展的核心，更是"互联网＋医疗健康"信息规范体系建设的核心。"互联网＋医疗健康"信息数据标准覆盖广，涉及内容庞杂，元数据、数据库、信息系统与平台等信息数据和平台的标准化、规范化，涵盖计算机技术、医疗服务、监管等操作的标准化和规范化，涉及公私主体如系统软件开发商、运营商、医疗机构、政府机关乃至医生和患者等的权益，是一个综合复杂的共同体。但其发展和服务的核心主体是广大人民群众，因此，"互联网＋医疗健康"信息标准化规范制度的落地及其作用的发挥，需要树立和建构以患者为中心的安全监管服务体系，通过保障"互联网＋医疗健康"信息数据完整性、可用性、隐秘性，进而为广大群众提供高质量服务。

国家卫健委、国家中医药管理局等部门，需要细化、明确《中华人民共和国标准化法》《中华人民共和国标准化法实施条例》中涉及的医疗健康信息数据、系统平台等标准制定、实施、监管、监督等职责。一方面，做好现有标准制度落地督察、医疗机构信息化成熟度监测等制度实施推进工作，从而提高"互联网＋医疗健康"信息标准的统一度。另一方面，结合区域、领域发展实际，积极做好标准制度执行质效的追踪和随访工作，及时修订和更新相关标准，做好顶层设计的完善工作。

此外，与信息数据的控制者、处理者相比，信息数据主体往往处于弱势，好的治理是让弱者得到充分保护。因此，"互联网＋医疗健康"服务生态链上处于弱势的人民群众权益是否得到全面保障，是评价"互联网＋医疗健康"监管治理的重要内容。建构以患者为中心，社会、企业、政府、医疗机构多元协同的"互联网＋医疗健康"信息数据监管体系，是打破数据治理边界、发挥数据共享价值、实现数据链接价值的重要路径。在国家法律法规、规范性文件、标准指南等标准化制度体系建设和落实推进制度机制建设上，确立以患者为核心的"互联网＋医疗健康"信息数据安全监管、监督原则，进而保障"互联网＋医疗健康"服务能够安全高效地服务人民群众。

第四章 宁夏"互联网＋医疗健康"实践研究

国家发展数字经济的新质生产力，需要建立自己的数据资源体系，才能形成数字经济发展的话语体系，对于人民群众生命健康安全的医疗健康信息数据领域更应如此。党的十八大以来，党中央、国务院高度重视医疗健康信息化、数字化、智能化发展，提出"互联网＋医疗健康"融合发展，宁夏积极探索"互联网＋医疗健康"地方路径，凭借自身数字经济发展优势，在2018年获批建设全国首个"互联网＋医疗健康"示范区（省），并于2023年成功通过国家验收。我们本着法律永远无法超越现实经验限制的认知，力求通过对地方"互联网＋医疗健康"实践经验及其制度成果分析，观察和认知我国"互联网＋医疗健康"发展的现实底层逻辑和制度理论依据，进而为国家和地方"互联网＋医疗健康"制度规制体系建设提供思路。

党的二十大报告指出，健康是促进人的全面发展的必然要求，是经济社会发展的基础条件，是民族昌盛和国家富强的重要标志，也是广大人民群众的共同追求。"互联网＋医疗健康"是我国医疗健康事业现代化发展的重要内容，也是中国式现代化建设的健康保障之一，是中华民族伟大复兴的基础工程。推进国家和地方"互联网＋医疗健康"事业制度规制体系的健全和完善，对我国医疗健康事业现代化具有十分重要的导向和支撑作用。

第一节　宁夏医疗健康数字化转型研究

健康是国家、人类社会发展的基础条件。2016年，我国迎来医疗卫生健康新一轮改革，全国各地加快推动医疗卫生健康现代化发展步伐，加深医疗健康服务与"互联网＋"、大数据、人工智能等信息技术应用的深度融合，掀起了医疗卫生健康产业信息革命浪潮，医疗卫生健康消费模式和医疗健康产业市场格局随之发生颠覆性的变化。宁夏把握机遇，在推进健康宁夏战略建设进程中，找准信息技术与医疗卫生健康产业融合的突破口和主攻方向，助推宁夏医疗卫生健康现代化改革和转型升级，为建设美丽新宁夏奠定坚实的医疗健康保障。

一、宁夏医疗健康数字化转型缘由

党的十九大报告指出："人民健康是民族昌盛和国家富强的重要标志。"健康是人类社会进步和国家富强稳定的基础，随着医疗健康服务现代化建设步伐不断加快，满足人民对健康生活日益增长的需求，成为时代发展新命题和目标。随着数字时代医疗健康事业的发展进入新阶段，中央和地方社会医疗卫生健康现代化发展趋势日渐清晰，各级医疗健康供给体系如何应对和化解当下日益严重的"看病难、看病贵"问题，以及更多更深层次的医疗卫生健康供给侧结构性改革中的深层次的矛盾和突出问题，成为中央和地方医疗健康改革的重要命题。

宁夏回族自治区成立60周年之际，习近平总书记专门题写了"建设美丽新宁夏，共圆伟大中国梦"的贺匾，充分体现了以习近平同志为核心的党中央对宁夏人民和宁夏经济社会发展的高度重视和亲切关怀。建设美丽新宁夏，离不开社会稳定，人民健康生活是社会稳定前提，"民生连着民心，民心凝聚着民力"，只有人民的健康生活得到保障，才会对美好生活充满希望和信心，美丽新宁夏建设就有了基础动力和创造活力。为此，宁夏紧紧围绕医疗健康现代化改革和发展的总目标，抓好宁夏人民群众健康保障工作建设，充分发挥健康对人民源源不断的内生动力和创造力的支撑与保障作用。因此，新时代，对于宁夏各级地方党委和政府而言，抓好宁夏人民群众健康保障工作，就能激发人民源源不断的内生动力和创造力。可以说抓好宁夏的医疗卫生健康高质量发展和现代化转型升级，是推进建设美丽新宁夏和健康宁夏战略的基础与关键。

（一）全球经济变革与医疗卫生健康变革

在全球范围内，运用信息技术与经济社会发展融合已经成为当前各国发展的战略性目标，大数据会对经济社会的生产、流通、分配、消费、经济社会运行乃至国家治理产生重要的影响，人们已经深刻认识到信息数据已然成为人类生存和发展的重要因素。许多发达国家已经全面启动大数据经济发展的战略部署，制定出台了一系列促进和支持大数据产业发展的制度政策文件，同时加快数字经济法律法规制度建设，应对数字经济带来的机遇和挑战的同时，推动大数据时代经济社会的国家数字治理制度体系和治理体系现代化发展。

在这场新的信息技术革命中，互联网与医疗卫生健康产业的融合已然掀起了医疗行业的产业变革巨浪，并呈现出无限广阔的前景和潜力。在中国，诸如好大夫在线、春雨医生等"互联网＋医疗健康"品牌和企业的发展，以及一些智能化的智慧医疗服务模式，已然遍布全国各地，对传统医疗卫生健康发展产生着颠覆性影响。毫无悬念，当前与未来的医疗卫生健康行业发展已经与互联网、云计算、大数据等信息技术息息相关，不可分割了。

未来医学预言家赫塔拉·麦斯可说："我们正在面临重大的变化，医学和健康产业从未像今天这样有着比其他任何时代更多的发展机遇，一场场巨大的医疗科技变革已经涌向我们，冲击不仅仅是政策制定者、研究人员、患者和医生，如果我们没有对未来做好准备，就会失去这个机会。"[1] 现在，许多人已经能够通过互联网、智能手机、平板电脑上的医疗应用工具实现远程医疗、心电图指数记录、血压血糖测试、健康指导的应用，也有很多人了解到了3D打印生物材料和医疗器械、医疗智能机器人等对人类身体健康服务的重大作用。随之而来的是：人们对生命健康的认识、管理以及医疗健康服务需求，从治已病向治未病的健康预防和精细化、个性化健康服务需求转变，已从传统的疾病控制和治疗模式转向疾病预防和健康的管理模式转变，5P[2]医学模式、新兴医疗健康服务模式的兴起，正冲击和颠覆着传统医疗健康发展模式。

---

① ［匈牙利］赫塔拉·麦斯克：《颠覆性医疗革命——未来科技与医疗的无缝对接》，大数据翻译组译，中国人民大学出版社，2018年，第5页。
② 5P是指：Preventive（预防性）、PredictIve（预测性）、Personalized（个性化）、Participatory（参与性）、Precision Medicine（精准医疗）。

（二）国家信息技术变革与地方建设——以美丽新宁夏建设为例

为应对大数据带来的信息产业革命，中共中央和国务院出台了诸如《关于印发促进大数据发展行动纲要的通知》《关于积极推进"互联网+"行动的指导意见》等加快建设数据强国的一系列政策，为中央和地方大数据产业发展和应用提供强有力的制度支撑。对于地方经济社会发展而言，响应国家大数据发展战略要求，凭借大数据发展初期的机遇和挑战，探索大数据推动地方经济社会发展新动力，转变传统经济社会生产模式和运行机制，激发新兴产业和创新商业发展模式，助力地方经济社会成功转型和数字经济产业快速布局。

对于当下国家经济社会发展处于转型的关键期，面临着人口红利、环境红利过渡期，经济下行压力越来越大，亟待寻找新的经济增长点和驱动力。大数据作为新质生产力的重要组成，信息技术的科技创新和改革发展成为未来我国经济社会发展的重要内容。加快经济社会的理念、技术等数字化转型，是化解当下生态环境危机和人口红利过渡期的重要举措。2019年2月28日 CNNIC 发布的《中国互联网络发展状况统计报告》显示，截至2018年12月，我国网民规模达8.29亿，全年新增网民5653万，互联网普及率为59.6%；手机网民规模达8.17亿，全年新增手机网民6433万。我国互联网用户渗透率达到较高水平，接近或超过部分发达国家如美国和日本。我国拥有全球最大的互联网和移动互联网用户群体，体现了我国巨大的互联网人口容量和经济发展体量，这就要求我国公共服务、教育、医疗、商务等传统经济社会发展必须要向以互联网为基础的信息技术行业、领域发展和延伸，从而实现经济社会的转型和行业转型升级。

据统计，截至2017年底，宁夏手机上网用户数突破665万，同比增长3.7%。其中，城镇网民占比超过七成，农村网民占比不到三成。截至

2017年底，农村宽带基础设施建设稳步推进，农村网民占比较2016年提高了4.2个百分点，反映出宁夏农村宽带普遍服务带来的变化。另外，近年来，宁夏大数据产业蓬勃发展，中卫市抢抓"大云西移"等市场机遇，创新采用"前店后厂"模式，促进宁夏大数据和云计算产业迅速崛起。目前，亚马逊AWS、微软、德国世图兹、中国移动等国际国内知名的云计算、云服务、云应用项目和企业陆续落户宁夏中卫。时下，宁夏作为国家新型互联网交换节点、全国一体化算力网络国家枢纽节点"双节点"城市，正带动全域大数据产业的发展。上述数据说明宁夏在大数据发展和应用方面已具备一定的基础，拥有市场优势和发展潜力。

在较好的大数据产业布局和发展基础上，宁夏加快医疗健康数据库和平台建设，加快推动医疗卫生健康信息数据互联互通建设，以健康数据建设为平台，惠民便民为出发点和落脚点，推进跨区域、跨层级、跨部门的医疗卫生健康服务体系建设。2018—2023年宁夏加快网络信息技术与医疗健康的融合发展，努力朝着打造西部地区发展"互联网＋医疗健康"的示范区和样板间目标前进，为建设美丽新宁夏提供医疗健康保障。

（三）国家医疗卫生健康改革与宁夏改革

医疗健康信息数据产业，推进互联网与医疗健康的融合，是建设医疗健康现代化和数字化发展的重要内容。推动"互联网＋医疗健康"信息化、数据化，需建设数据系统平台，以惠民便民为出发点和落脚点，推进跨区域、跨层级、跨部门的医疗健康服务体系建设，满足人民日益增长的医疗健康保障需求。2015年，国务院正式印发《全国医疗卫生服务体系规划纲要（2015—2020年）》，指出我国医疗卫生行业存在资源总量不足、质量不高、布局不合理、服务体系碎片化等问题，并明确提出应借助互联网、大数据、云计算、物联网等信息化技术，提高医疗健康服务的效率，推动医疗卫生服务模式的升级。随后，《"健康中国2030"规划纲要》《关于促进互联网＋医疗健康发展的意见》等政策相继出台，为传统医药行业的网络健康发展提供政策支持。一些新型医药健康服务模式和业态诞生，如挂号网（APP）、春雨医生、好大夫等互联网诊疗和健康咨询平台应运而生，不但重构了整个医药健康产业链，而且在一定程度上释放出能够改变我国当前全国性医疗资源总量不足、区域发展不均衡等困局的信号。

宁夏地域面积小、经济和人口体量也小，且地处西北偏远地区，相较发达地区和省份，存在优质医疗资源匮乏、城乡和区域医疗资源严重分布不均等问题。医疗健康改革和现代化建设，对宁夏改革而言是机遇也是挑战。宁夏回族自治区党委和政府迎难而上，借此机遇，加快地方"互联网＋医疗健康"建设突破和探索。2018年，宁夏向国家申请建设"互联网＋医疗健康"示范区建设，成功获批。

（四）人民日益增长的医疗卫生健康消费观变化

随着生活水平的不断提高，以及互联网、智能手机等的应用普及，人们已经从被动关注身体病变，转为主动积极关心自身的生理、心理等健康相关指标。更多的人希望通过自己的积极行动和关注，全面系统掌握疾病的治疗、健康护理等过程和详细情况。医疗健康服务全过程全链条的透明化，成为医疗健康信息化建设的重要方向。于是诸如美国IBM的doctor沃森，我国的好大夫、春雨医生等网站的诞生，为客户提供可选择的在线医疗咨询服务、治疗方案、相似病历搜索等业务。随后，一些多元、个性、精细的健康服务APP和网络平台产生。群众医疗健康消费观念的转变，对缓解我国人口老龄化日渐凸显、亚健康人群激增等问题提供了有利的帮助。尤其是当前针对人们医疗卫生健康消费需求已经从传统的疾病治疗向亚健康、慢性病等疾病的提前预防和控制转变。面对当前国家和地区医疗资源总量不足、城乡和区域医疗资源分配不均衡的现实，运用互联网、大数据等信息技术产业，发展多层次、多样化、跨区域的主动医疗、健康服务模式和产业，能够将部分慢性病、亚健康的消费群体从传统线下市场向互联网虚拟市场转移，从而真正解决病患拥堵、看病难、医疗资源分布不均等线下医疗健康供给问题。

二、宁夏医疗健康数字化发展的现实基础

（一）宁夏医疗健康数字化的基础

自2009年宁夏实施新一轮医药卫生体制改革以来，全区医疗卫生健康事业进入快速发展期，人民群众的健康服务水平和身体素质持续提高，高血压、糖尿病等心脑血管疾病以及一些慢性病预防和控制能力得到有效提升，城乡医疗健康服务水平和能力都得到长足发展，居民健康状况持续改善，公共卫生服务和突发卫生事件应急处置能力不断增强。据统计，宁夏全区城乡居民健康素养水平从2009年的3.82%上升到2017年10.30%，居民人均预期寿命由2010年的73.38岁提高到2016年的74.68岁，孕产妇死亡率由2009年的20.72/10万下降至2017年的18.01/10万，婴儿死亡率由2009年的15.93‰下降至2017年的6.87‰，宁夏推进城乡居民基本公共卫生服务均等化正逐步得到实现。

与此同时，宁夏医疗健康信息化建设和改革不断推进。截至2017年底，全区累计建立电子居民健康档案594万份；全区有40.4万名65岁及以上老年人接受了免费健康管理；有38.73万名高血压患者、10.49万名

糖尿病患者和2.19万名严重精神障碍患者接受了随访和免费健康体检服务；对2259名肺结核患者和5234名疑似癫痫患者每年分别进行了服药督导管理；对49.79万名儿童提供了生长发育健康管理服务，对7.68万产妇及新生儿进行了上门产后访视和新生儿访视。健康教育以村、居为单位实现了全覆盖。预防接种、传染病防治工作持续巩固，免疫规划疫苗全程接种率95%以上，法定报告传染病发病率连续多年保持稳定态势，处于全国较低水平。

1. 卫生体制机制相对健全

截至2018年，宁夏全区共有疾病预防控制中心25个，其中，自治区级1个，市级5个，县（区、市）级19个；共有卫生监督机构25个，其中，自治区级1个，市级5个，县（区、市）级19个；妇幼保健院（所、站）21家，健康教育机构5家，急救中心（站）2家，采供血机构5家；计划生育技术服务机构4家。①

2. 卫生资源建设全面发展

根据宁夏卫生健康委员会统计，截至2018年底，宁夏共有卫生机构4272个，其中，医院209个，基层医疗卫生机构3966个，专业公共卫生机构87个，其他机构10个。综合类医院143家，中医医院24家，中西医结合医院3家，民族医院2家，专科医院37家。城市社区卫生服务机构166家，乡镇卫生院220家，村卫生室2301个，门诊部32个，诊所、卫生所、医务室1247所。卫生服务人员人数从2013年的44004人增长到2018年的62044人，年均增加3007人，年增长率6.8%，其中，卫生专业技术人员人数从2013年的34265人增长到2018年的49714人，年均增加2575人，年

---

① 宁夏社会科学院：《宁夏社会发展报告（2019）》，宁夏人民出版社，2019年，第38页。

增长率7.5%；执业（助理）医师人数从2013年的13011人增长到2018年的17187人，年均增加696人，年增长率5.3%；注册护士人数从2013年的12504人增长到2018年的21568人，年均增加1511人，年增长率12.1%；全科医生人数从2013年的290人增长到2018年的926人，年均增加106人，年增长率36.6%。①

3. 人民卫生健康经费投入不断提高

2017年，宁夏卫生总费用达261.85亿元，其中，政府卫生支出84.25亿元，占地方财政支出的6.8%，占GDP的8.315%。全民医保体系全民建立，基本医保补助由2010年的240元提高到502元，城镇职工、城乡居民基本医疗保险政策范围内住院报销比例分别达到76%、72.72%。②到2023年，宁夏全区卫生总费用增至453.53亿元，政府卫生支出占比上升至32.59%。③

4. 医药卫生健康服务水平不断提升

近年来，宁夏深入推进综合医药卫生体制改革，加强传统、新兴医疗服务体系建设，建立和健全传统的"3-2-1医疗服务"体系建设的同时，通过"卫生云"、智慧医疗服务工程等医联体建设，创新跨省区、跨层级"互联网+医药新兴服务"模式和体系建设，减轻人民群众就医难的痛点。2017年，宁夏对接13家国家级医疗单位，覆盖区内7家自治区级医院，22家市（县）级综合医院、196家乡镇卫生院开展远程会诊、远程门诊、远程影像、远程心电、远程超声、远程病理、远程查房等多

① 宁夏社会科学院：《宁夏社会发展报告（2019）》，宁夏人民出版社，2019年，第39页。
② 宁夏回族自治区党委宣传部、宁夏社会科学院：《辉煌六十年》，宁夏人民出版社，2018年，第247页。
③ 宁夏回族自治区卫生健康委员会：《2023年宁夏卫生统计报告》，宁夏卫生健康委员会官网，http://wsjkw.nx.gov.cn/zfxxgk_279/fdzdgknr/wstjbg/2024013_4622227.html。

种远程医疗服务的应用，并出台了《远程医疗服务管理办法》等制度。2016年，宁夏建成了银川互联网医院，下设在银川市第一人民医院。至2024年8月，宁夏"互联网＋医疗健康"一体化平台覆盖到40家医疗机构，远程诊疗平台覆盖756家医疗机构。

（二）宁夏医疗健康数字化的困境

1. 健康致贫和威胁因素较多

2020年宁夏全区实现全面脱贫，完成脱贫攻坚战任务，但是，传统的宁夏医疗健康事业改革和数字化发展依然面临许多困难和问题，诸如因"看病难，看病贵"导致的城乡返贫形势依然严峻。目前，城乡"因病致贫、因贫致病、因病返贫"不断出现，宁夏这一问题尤为突出，宁夏建档立卡户贫困人口中因病致贫和因病返贫占比依然较高。据统计，2012—2017年宁夏累计减贫人口数为71.9万人，其中因病返贫占50%，而2016年未脱贫的人口中，患病人数达3.94万，残疾人有2.98万人，其中"五县一片"中患病人数达2.74万，占69.4%；残疾人2.31万人，占77.5%。①因病返贫、因病致贫依然是乡村振兴的攻坚克难的重大命题，仍然是广大人民群众实现共同富裕目标的健康难题。

2. 医疗健康资源不足与需求增长矛盾日益突出

随着城镇化、人口老龄化、生态环境及人民群众生产生活方式变化等等因素的影响，人民群众的卫生健康也出现许多新变化、新问题、新形势，传统的医疗卫生健康服务供给体系、供给结构、供给模式等均不能满足人民群众日益增长的需求，供给侧矛盾越来越突出，医疗健康数字化转型和改革的呼声越来越高，构建新型医疗健康服务体制机制，是

---

① 王红艳：《东西部扶贫协作宁夏实践研究》，转自李保平《宁夏社会发展报告（2019）》，宁夏人民出版社，2019年，第90页。

当前宁夏医疗健康改革和数字化建设的重大命题。

（三）宁夏医疗健康改革和数字化建设优势

近年来，亚马逊 AWS、微软公司、德国世图兹以及我国360等国际国内知名的云计算、云服务、云应用项目和企业在宁夏中卫落户，西北大区大数据产业园区、算力中心和平台在宁夏建成。宁夏成功获批建设国家"互联网＋医疗健康"示范区，并于2023年通过国家验收。示范区的建设，为宁夏医疗健康数字化发展奠定良好的基础，为建成国家、自治区、市、县、乡五级远程医疗服务体系，构建全国专家远程会诊、自治区专家远程会诊和在线互联网门诊等搭建了平台。当前，宁夏在互联网、物联网、大数据等方面的产业发展优势开始凸显，应积极把握机遇，加快推进信息技术与医疗健康服务的深度融合，推动宁夏传统医疗健康服务产业和服务体系的转型升级，培育数字医疗健康产业发展新业态、新模式、新形势，增强宁夏数字医疗健康新质生产力。

三、宁夏医疗健康数字化转型和发展建议

近年来，宁夏积极贯彻落实党中央和国务院"健康中国""数字中国战略"等部署，深化推进中央和国务院关于医疗卫生体制改革和健康中国发展的部署安排，立足宁夏医疗健康优质资源匮乏、城乡发展不均衡、不充分等现实，制定了《"健康宁夏2030"发展规划》《关于宁夏回族自治区"互联网＋医疗健康"示范区建设规划（2019年—2022年）的通知》等政策制度文件，为宁夏医疗健康数字化转型升级提供了强有力的政策制度支撑。本章结合上述宁夏医疗健康事业发展的现实基础和存在问题，从科技创新、政策制度、体制机制改革等层面入手，提出以下对策建议。

（一）加强宁夏医疗卫生健康创新投入力度

2018年7月，国家卫生健康委员会下函并签署同意宁夏回族自治区建设"互联网＋医疗健康"示范区，支持宁夏成为全国第一个"互联网＋医疗健康"示范区。宁夏借此机遇，加快推进宁夏医疗卫生健康改革，加强互联网与医疗健康服务的深度融合，创新构建多层次、多元化、新型医疗健康服务模式，推进宁夏建设"互联网＋医疗健康"示范区走深做实。虽然宁夏"互联网＋医疗健康"示范区建设成功通过国家验收，但是历时三年，宁夏医疗健康信息化和数字化基础依然薄弱，"互联网＋医疗健康"建设尚处于探索发展阶段，仍需要大量的人财物投入才能进一步夯实健康宁夏战略、美丽新宁夏建设的基础。

1. 需加大宁夏医疗健康创新资金投入力度

国家卫生健康委员会批准的《关于印发宁夏回族自治区"互联网＋医疗健康"示范区建设规划（2019年—2022年）的通知》指出，宁夏要建成一个基础、两大中心、五个平台，这些项目对宁夏而言，都是从零开始，需要投入和引入大量的资金和项目来推动。只有通过充足的资金和项目，通过合理的部署安排，才能为宁夏"互联网＋医疗健康"示范区建设的信息基础设施、产业结构调整等提供资金保障。"互联网＋医疗健康"资金的引入不能仅依靠政府单向输入，否则无法推动如此大体量的医疗卫生健康改革长远持续发展，需要统筹政府、社会、企业等多方力量，借助企业转型、行业融资、个人投资等多渠道、多方式拓宽筹资融资通道，增加资金投入总量，助推宁夏医疗健康现代化转型。

2. 加强加大人才和技术投入力度

推动宁夏医疗健康创新发展，离不开优秀的医疗卫生服务人力资源和高水平的医疗网络信息专业人才支撑。目前，我国优质的医疗卫生服务人力资源主要集中在北上广等大城市，结合前述新时代人民群众对高水平高质量的优质医疗健康服务的追求，大城市优秀的医疗卫生服务人员工作负担也很重，难以抽出时间和精力支援和指导西北偏远地区的医疗健康服务。虽然，宁夏在建设"互联网＋医疗健康"示范区期间建成一所国家级医疗健康区域服务中心，但依然不能满足宁夏人民医疗健康服务需求。因此，宁夏当借助"互联网＋医疗健康"示范区建设，积极搭建平台，为优质医疗资源下沉宁夏、下沉基层提供便捷的网络平台和渠道。当前，我国"互联网＋医疗健康"头部企业集中在一些民营企业或医药集团，主要集中在常见病、慢性病等网络咨询和诊断服务等业务上，高精尖的医疗技术创新和研发仍存在很多桎梏。因此，推动公立医疗机构加快"互联网＋医疗健康"建设，深化医疗管理和服务体制机制改革，不但能够促进现有优秀医疗健康队伍升级发展，也能够培养更多优秀人才，化解宁夏区域医疗健康资源分布不均衡、总量不足等难题。

3. 推动传统医疗卫生健康诊疗服务模式转型

根据《宁夏回族自治区"互联网＋医疗健康"示范区建设实施方案》要求以及《关于促进宁夏"互联网＋医疗健康"产业发展的意见》《关于印发加快"互联网＋医疗健康"高质量发展实施方案的通知》等政策制度要求，宁夏深化推动医疗卫生健康改革目标应聚焦于各级医疗卫生服务机构以及各市、县（区）卫生健康委（局）的体制机制改革，借助"互联网＋医疗健康"优势，加快医疗健康数字化建设进程。因此，建议将宁夏医科大学总医院、宁夏回族自治区人民医院、银川市人民医院等集合优秀医疗卫生服务人才、服务口碑好、实力强的公立医院作为创新宁夏医疗卫生健康发展模式的主要场域。借助这些医院现有资源优势和信息化基础，增强其对基层医疗机构带动帮扶作用，在提升基层医疗机构数字化水平的同时，在一定程度上，提高公众参与"互联网＋医疗健康"平台信任度，改变公众对网络诊疗的认知偏差和传统面对面交流的诊疗服务模式的依赖。

（二）建立和健全医疗健康现代化转型制度体系

随着医疗卫生体制机制改革的深入推进，宁夏医疗卫生健康服务行业布局和产业结构正发生颠覆性变革。但是，基于医疗卫生健康服务的公益性、专业性和特殊性，党和国家高度重视医疗健康现代化转型发展，根据相关医疗卫生法律规定，医疗服务机构和医疗卫生服务人员均有较高的准入要求，而且各种诊断、检查、检验、治疗等医疗卫生服务行为也有一定行业规范和行为准则。然而"互联网＋医疗健康"新兴医疗卫生健康模式的介入，对传统医疗卫生健康服务行业法律法规、行业准则、行为规范提出了新的要求，例如网络个人信息和隐私安全、网上医疗卫生健康服务行为的权威性、政府介入虚拟网络医疗卫生服务市场监管等问题，以及互联网平台产生的新的医患关系的法律调整等等，这些问题得不到解决，将严重阻碍"互联网＋医疗健康"市场的建立和发展。

1. 完善医疗卫生健康法律制度体系建设，保障健康宁夏发展

随着医疗技术和水平的不断提升，人们的医疗卫生健康素质显著提高，但是一些较为突出的矛盾和问题也随之而生。社会上医疗卫生健康服务活动中一些损害群众利益的事件时有发生，加强医疗卫生健康法律制度建设，改善医患矛盾，为医疗机构、群众、医务人员提供和创建和谐美好的医疗卫生服务和消费法治环境奠定坚实法治基础。同时，也为社会资本投入医疗卫生健康改革创建公平合理的法治保障环境，保障政府、社会组织（个人）、公立医院、私立医院在这场医改浪潮中取得多赢。

数字时代的到来，为法律调整社会关系开辟了一个新的领域，由于

"互联网＋医疗健康"服务所牵涉的法律调整领域广泛，不仅对现有法律体系建设带来了挑战，也为社会治理方式迎来一场新的变革，使数字化、智能化治理成为新时代社会治理的重要方式之一，为推进国家治理体系和治理能力现代化建设开辟了新道路，提供了新方式和新路径。因此，必须加快加强建立和健全数字化、智能化治理的法律体系与法治体系建设，为数字时代社会稳定提供制度支撑。

宁夏作为全国首个"互联网＋医疗健康"示范区建设点，在政策机制、互联互通、产业培育、一体化应用等方面创新探索、先行先试，取得了较好成绩。但是，网络信息技术日益发展，法律制度的更新完善永远在路上。宁夏当高度重视和加强地方性法规制度体系建设，这是宁夏医疗卫生健康改革创新和高质量发展的法治命题，也是法治轨道下推进"互联网＋医疗健康"高质量发展的必要举措。健全和完善的法律法规体系，不但能够促进企业、政府、医疗机构（组织）、个人在这场医疗卫生健康信息化发展的浪潮中得到制度认定和保障，也能让医疗大数据隐私、安全等数据得到保护，更使得一些非隐私数据得到充分利用，从而推动医疗卫生健康信息化数据的研发，促使健康宁夏战略有序稳定推进。

2. 完善医疗卫生健康政策体系建设，促进健康宁夏发展

随着"互联网＋医疗健康"系列政策出台与不断优化完善，各级地方党委和政府也加快了地方性法规和政策等制度体系建设步伐，积极为地方"互联网＋医疗健康"有序发展提供制度支撑。宁夏加快完善"互联网＋医疗健康"政策体系，不仅为全区医疗健康改革创新发展提供政策支撑，也为"互联网＋医疗健康"地方先行先试提供制度试验和创新机遇，在推动宁夏"互联网＋医疗健康"产业发展取得瞩目成绩的同时，也能够发挥互联网医疗发展的跨区域性、灵活性、多样性的属性，吸引

大量投资，带动宁夏医疗健康事业现代化转型升级，促进健康宁夏高质量发展，为建设美丽新宁夏提供医疗卫生健康保障。

3. 建立共享共联的医疗卫生健康服务体系

"共建共享，全面健康"是健康中国、健康宁夏战略发展的主题，"共建共享"也是"互联网＋"、大数据等信息技术在海量信息数据资源库建设的基础上，实现数字经济新质生产力和再生产的过程。因此建立"共享共建"医疗卫生健康大数据服务体系，是解决当前区域医疗资源总量不足、分布不均衡、病患拥堵和过度医疗等矛盾的最佳选择，也是医疗健康体制机制改革的重大突破。

当前，宁夏已经出台了《宁夏"互联网＋医疗健康"便民惠民行动计划（2018—2020）》《宁夏回族自治区"互联网＋医疗健康"示范区建设规划（2019年—2022年）》以及《宁夏回族自治区"互联网＋医疗健康"示范区建设实施方案》等系列"互联网＋医疗健康"法规的政策制度，这些政策制度以"共享共联"的"互联网＋医疗健康"建设为核心，旨在深化推动医疗、医药、医保的信息化、数字化、智能化建设，提升医疗健康治理体系和治理能力现代化建设水平。

4. 建立统一医疗健康信息数据平台

全国医疗健康信息数据大统一市场的建立，是构建法治化、规范化、标准化医疗健康市场的基础。目前，我国尚未形成统一医疗健康大数据共享共联的应用体系，主要是由于各级各类医疗健康信息数据系统平台的规范体系、标准体系和法治体系尚未形成。因此，加快国家和地方大数据、"互联网＋"、人工智能等领域医疗健康治理的法律法规、政策制度的规制体系建设，不仅使医疗健康现代化转型升级有了坚实的法治保障，也是大数据、"互联网＋"、人工智能等信息数据的医疗健康服务合规、知识产权保护、个人权益保障、网络信息数据安全保护、市场秩序构建等法律制度规制体系不断完善和健全的过程，更是加快深化推动医疗健康信息数据收集、运行等的标准化、规范化、法治化的重要内容，同时也是实现医疗检查检验可重复利用，建构医疗健康信息数据有效利用平台，推动各级各类医疗机构高质量发展的有力制度依据。

5. 建立共享共联的医疗健康服务人力资源库

虽然近年来国家和地方医改中不断推进分级诊疗、医联体、集团医院、医共体等医改举措，但始终不能很好打破优质医疗聚集大城市的局面，群众"看病难""看病贵"的难题始终得不到根本解决。

建立共享共联的医疗健康人力资源库，通过"互联网＋医疗健康"系统平台，既可以为各种类型的医疗健康研发企业和组织提供各类型、交叉型人才资源，也可以为各级各类医疗机构提供便捷的、有针对性的、专业的医疗健康交流和服务平台，还可以为患者提供便捷的医疗健康服务，让其通过"互联网＋医疗健康"平台，在任何一家医疗机构享受同等的优质医疗资源服务。共享共联的医疗健康人才资源库的建立，能够促使一些常见病、慢性病、小病在基层医疗机构完成有效乃至高质量的复诊、检查检验等服务，甚至一些急危病患通过"互联网＋医疗健康"能得到远程诊疗、手术、检查检验等救治，化解"千军万马涌三甲"的难题。

6. 建立共享共联的医疗健康数据管理库

基于"互联网＋医疗健康"可实现跨地域服务的功能，建立共享共联的医疗健康大数据管理库，不仅能解决分级诊疗服务差异化问题，实现无法差别分级诊疗服务，让群众接受和认可分级诊疗，而且能够实现医疗健康信息数据统一管理、充分利用，更能提供长期、准确、实时的医疗健康信息数据监测，简省医疗健康服务跨区域数据采集时间，实现医疗健康信息数据集约化、规模化管理和应用。

美丽新宁夏的建设离不开广大人民群众，广大人民群众的健康是美丽新宁夏建设的基础，推动宁夏医疗健康现代化转型升级，是宁夏医疗健康事业适应数字经济发展的必要举措，是贯彻落实党和国家新时代中国特色社会主义治理体系和治理能力现代化建设的重要部署和安排，是推进中国式医疗健康现代化建设的重要组成部分。

第二节　宁夏"互联网＋医疗健康"示范区发展实践

当前，我国"互联网＋医疗健康"新兴业态正在逐步形成，那些过去在科幻电影中才出现的人工智能医疗场景，现如今在"互联网＋医疗健康"服务过程就能够真实看到。正如赫塔拉·麦斯克等未来学家断言的那样：一场颠覆性的医疗革命已经到来。2013年以来，国家出台了很多利好政策文件，宁夏积极落实国家政策，并取得喜人成绩。但是，由于宁夏"互联网＋医疗健康"建设仍处于探索期，一些深层次问题虽未完全浮现，但不代表发展的桎梏不存在。

本书通过历时四年跟踪调研和实地观察，以期在充分认识和了解"互联网＋医疗健康"发展的现实底层逻辑的基础上，整合、分析国家和宁夏"互联网＋医疗健康"制度政策文件精神、要求及制度发展规律，结合宁夏各级各类医疗卫生管理机关和部门、医疗机构"互联网＋医疗健康"建设实际情况，以及当前宁夏推进"互联网＋医疗健康"示范区面临的问题和挑战，以期发现引发问题所在的原因，并提出相应的解决或治理应对策略。

一、宁夏推进"互联网＋医疗健康"示范区建设现状

（一）医疗健康信息平台建设初见成效

1. 全面推进平台建设，搭建数据传输高速通道

2018—2023年，宁夏累计投入近2亿元，建成了自治区、银川、石嘴山、吴忠、中卫、固原两级6大医疗数据中心，包含公共卫生、计划生育、医疗服务、药品监管、综合管理、医疗保障6大类23项业务数据应用信息。平台接入了全区90%的二、三级公立综合医院，建成居民电子健康档案、电子病历、全员人口和综合管理四大数据库，采集医疗健康信息上亿条，22家二、三级公立医院通过平台可实现自治区范围内全民电子健康档案信息调阅，全区主要基层医疗机构已在平台实现了调阅全民电子病历。

2. 城乡居民健康档案系统全面升级，服务质量提升

宁夏城乡居民健康档案系统在2014年实现全面升级，功能涵盖居民健康档案、妇幼保健、老年人健康、慢性病、卫生监督协管等12大类52项基本公共卫生服务项目，涵盖全区2863家基层医疗卫生机构。截至2023年底，建成了居民电子健康档案660余万份，建立了县乡村一体化家庭医生签约服务模式，加快提升群众就医便捷度的信息化建设，努力实现让群众不出门就能享受到完善的医疗服务。

3. 远程医疗服务体系建成，惠及县域乡镇

依托上海和北京两家公司，承建了"宁夏农村基层远程会诊项目"

和"宁夏省院合作远程医疗政策试点项目",建成国家—自治区—市—县—乡五级远程医疗服务体系,辐射全区范围内的9家省级医院、22家市级综合医院、10家市级专科医院、196家乡镇卫生院,实现了所有县域医共体全覆盖。同时制定了14项远程医疗发展的政策、机制、法规和标准。为全区所有乡镇卫生院配备了音视频终端、DR/CR影像和静态心电等设备,可动态血压一键上传,夯实乡镇卫生院全网人工智能和远程指导建设信息化基础设施硬件配给。

目前宁夏已初步形成"基层检查＋上级诊断"的分级诊疗模式,2018年全区基层医疗卫生机构门诊量、住院人数分别较2017年增长12.5%、13.7%。开通了与贝宁共和国远程医疗网络,2019年3月,该远程会诊中心指导贝宁医疗队伍医生完成首例巨大甲状腺肿瘤手术,开启了宁夏"互联网＋医疗健康""一带一路"跨国远程医疗服务业务。

(二)"互联网＋医疗健康"产业发展小荷才露尖尖角

2019年4月29日,宁夏成功召开了全国医疗健康大数据峰会。在此次峰会中,宁夏积极对接国内外"互联网＋医疗健康"头部企业,筑巢引凤,加快宁夏"互联网＋医疗健康"产业布局。创建了宁夏银川医疗健康大数据产业园,吸引145家医疗健康互联网企业入驻,医疗云专区已为164家医疗机构、行业企业提供云服务。积极推进健康医疗大数据创新应用产业发展,政府搭台助推建立宁夏"互联网＋医疗健康"市场,引进国内许多优秀互联网医疗企业、高校与医疗机构共建共赢,培育和营建了宁夏医疗健康产业新模式和新业态。

目前,宁夏银川、中卫市建设了2个国家级健康医疗大数据中心及3个产业园。2018—2019年,宁夏注册成立了31家互联网公司,并取得了医疗机构执业许可证,全国38家互联网公司与银川市签订政府合作协议,全区有40余家互联网企业入驻上述两个数据中心和产业园。截至2019年6月底，银川市备案注册互联网医生3.6万余名，中卫市1803，固原市"大专家.com"注册人员有5502人。截至2024年6月底，宁夏汇聚互联网诊疗服务医护人员110671人，药师1187人。

二、宁夏推进"互联网＋医疗健康"示范区建设的困境

宁夏推进"互联网＋医疗健康"建设，是地方先行先试，自身面临诸多难题。

（一）信息化平台建设堵点

1.各类医疗健康系统平台纵横链接堵点多

早在20世纪90年代，中央就开始倡导各级各类医疗机构信息化建设，并鼓励开展远程医疗等服务。因此，对于宁夏"互联网＋医疗健康"建设而言，部分医疗机构有了一定信息化建设基础。因此，实践中各医疗机构在现有基础上，通过自筹自建形式改造和建设"互联网＋医疗健康"信息化平台。这种情况对于经营条件较好的医疗机构而言压力不大，但对于基层完全靠财政维持的医疗机构而言，仍是较大的负担。因此，各类医疗机构在资金、人力、设备等投入存在很大差异的情况下，建成的"互联网＋医疗健康"信息系统平台便存在很大差距。此外，卫生健康行政政务监管平台因各领域网络信息平台承建要求、业务等不同，实践运行的卫健、食药、医保等医药卫生健康行政政务系统也存在链接难、共享难等问题。对各级各类医疗机构而言，面临横向、纵向多重堵点和障碍。

2. 建成的信息系统平台运维和改造投入太大

目前，宁夏"互联网＋医疗健康"公共信息系统平台、数据库等均需地方财政投入来建设，可"互联网＋医疗健康"信息系统平台从基础设施到数据中心、数据库等建设投入十分庞大，尤其是宁夏多数县域及以下医疗机构的信息化基础十分薄弱。更甚者，建成的各级各类卫生健康信息系统平台运行和维护的专业化技术性要求非常高，专业企业或机构、团队来运行维护，需要大规模、大量、持续的资金投入，结合宁夏地方经济社会发展实际，显然政府每年预算经费投入是远远不够的。

3. 信息数据的共享开放透明度不够

医疗健康信息数据的共享、开放、联通是"互联网＋医疗健康"发展的基础。医疗健康信息数据收集、存储、处理等不规范、不标准，会严重影响信息数据的共享联通。再加上实践中信息数据收集整理更新不及时，大量信息数据的透明度不高，不仅影响信息数据开放和联通，而且影响信息数据开发利用再生产，不利于"互联网＋医疗健康"应用发展。

（二）"互联网＋医疗健康"的社会参与度较低

实践中，政府部门、医疗机构、社会大众等对传统的面对面线下医疗健康服务模式依赖度依然很高。一方面社会大众对"互联网＋医疗健康"的知晓度还不够高，因此，在"互联网＋医疗健康"诊疗服务过程中，社会参与投资积极性不够，企业、组织、个人对"互联网＋医疗健康"的投融资比例较低；另一方面，广大群众对"互联网＋医疗健康"的认知和接受程度较低，多是网上挂号预约、线上支付、检查检验报告查看等方面的应用，群众对线上复诊、检查、诊疗等业务选择不多，且一些可穿戴人工智能设备的购买率和使用率也较低，多以线上健康咨询问诊为主。上述现象，一方面导致社会统筹共建"互联网＋医疗健康"协同机制难以形成，出现政府和公立医疗机构一面倒，政府财政负担过重；另一方面，无法缓解优质医院患者就医拥堵现象，"一号难求"在窗口、自助、微信、支付宝、第三方 APP、官网、电话等多种形式的预约服务方式下仍不得缓解。

社会参与度较低，同时也导致宁夏推进"互联网＋医疗健康"产业新业态中民营企业力量薄弱，仅仅依靠公立医院发展医疗健康新业态呈现活力不足，竞争不够，不利于宁夏医疗健康转型升级和医药卫生健康改革。

（三）医疗健康信息数据开发应用的复合型人才严重匮乏

医疗健康信息数据作为医疗健康产业新的生产要素，发挥其新质生产力的带动作用，需要大量对网络信息技术和医疗健康服务复合型人才，这样的人才不仅对地方而言是紧缺的，对于全国而言也是紧缺的。虽医生的诊疗技术是"互联网＋医疗健康"服务的重要内容，但是医疗健康服务与网络信息技术的融合应用，需要既懂医学又懂信息技术将这一服务精准高效地融合并实现创新发展。目前，宁夏这类复合型人才严重匮乏，而且宁夏三甲等优质公立医院的医务人员日常工作量也很大，大部分医务人员每日疲于服务大量本省和周边省份的病人，难有闲暇处理线上病患诊疗服务需求。同时，宁夏社会层面这方面人才也严重匮乏，域外引进的互联网医疗企业在宁夏的市场开拓和业务开展过程中，在本地无相应人才，加上此类人才培养周期较长，因此对现有互联网医疗企业而言存在用工成本高的困境。此外，对于国家和地方医疗健康事业发展而言，医疗健康信息数据是反映国民健康素养和当前医疗健康服务状况的重要指标，但目前大量医疗健康信息数据的开发应用还缺乏强有力的人才支撑。

三、宁夏"互联网＋医疗健康"高质量发展对策建议

对于宁夏"互联网＋医疗健康"发展而言，现实建设目标核心在于：实现城乡医疗健康服务均衡化，释放医疗健康资源更高效能、化解医患供需结构矛盾、推动医疗健康高质量发展，让人民群众享有更便捷更有效更高质量的医疗健康服务。因此，宁夏"互联网＋医疗健康"发展，当因地制宜，结合宁夏实际，系统部署，统筹谋划，有序推进"互联网＋医疗健康"示范区建设。

（一）加大加强宣传，提升智慧医疗影响力

对地方而言，需要统筹部署，分类分步，采取多种形式、多样化，提升"互联网＋医疗健康"等智慧医疗对人民群众的影响力。对宁夏而言，提升"互联网＋医疗健康"的影响力，需要深入解读和贯彻落实中央"互联网＋医疗健康"政策制度文件，提高地方对中央制度效能的转化力。整合高校、业务部门专家学者力量，全面深入解读，实施贴合人民群众实际需求的方式，加强加大政策宣传解读。

1. 加强互联网医疗惠民便民作用宣传

"互联网＋医疗健康""大数据＋医疗""人工智能医疗"等产业和市场的建设，离不开人民群众消费，加大加强宣传力度，让百姓真切感知到互联网医疗带来的便利和实惠，是扩大"互联网＋医疗健康"用户规模的主要目的。当今社会，传统的"酒香不怕巷子深"的市场发展理念已过时，不适用"互联网＋医疗健康"的影响力提升。加大加强"互联网＋医疗健康"的宣传，不仅要让群众看到互联网医疗的便捷便利，

还要让群众认识到"互联网＋医疗健康"服务能够提供不差于传统医疗的服务，甚至是更为优质高效的服务。这是基于"互联网＋医疗健康"服务离不开人民群众，人民群众是"互联网＋医疗健康"的发展的基础。

2. 提升"互联网＋医疗健康"对医务工作者的影响力

"互联网＋医疗健康"受益群体不仅是患者，还有广大医护人员。对医护人员而言，"互联网＋医疗健康"不仅是业务工作方式的改变，还有科研等等与医疗相关系统性的转变。宁夏"互联网＋医疗健康"建设是从上至下的，从自治区—市—县—乡镇（街道）—农村（社区）五级医疗健康网络信息的基础设施建设，更重要的还有医疗健康相关业务从业人员的技术和思想改变，尤其是广大医务工作者的思维转变、技能培训培养十分重要。不仅让广大医务人员感知到互联网医疗的便利便捷高效，更要让医务人员充分应用和推广普及"互联网＋医疗健康"，促使一线医疗科研人员走进互联网医疗科研中，改善和提升地方互联网医疗服务水平和质量。

（二）集中精力发展平台标准化建设，构建大统一市场

1. 集合力量建设宁夏医药卫生健康信息平台

信息系统平台是"互联网＋医疗健康"发展的基础。基于宁夏现有的经济体量和实力，集中力量打造和建设统一医药卫生数据平台，不仅是资源集约化和医疗健康一体化发展的有效途径，而且是更好解决各级各类医疗健康信息系统平台质量参差不齐、平台链接和信息数据共享技术性、领域性、地域性障碍的最佳路径。

集中力量整合建成一个平台。通过政府、社会、企业、个人多元共建模式，集合政府、社会力量，建立宁夏统一的医药卫生健康信息平台，化解各级各类信息系统平台投入大、运行成本高、平台差异大等难题。

2. 以大统一平台打通信息数据互联互通通道

（1）建立宁夏医疗健康人力资源数据。通过"互联网＋医疗健康"大统一平台，能够调动各级各类医疗健康人才，实现宁夏医疗人力资源整合，盘活省级医院—乡村（社区）卫生服务站的医护人员人力资源系统内资源。通过系统平台，让每位医护人员技能有所成长，并能有效发挥，向全区乃至全国分享，实现医疗技能教育共享，尤其使那些技术精湛的医疗人才技能得到广泛学习和借鉴。

（2）建立健全全民医疗健康信息数据库。通过统一平台实现全民从胎儿到老年人医疗健康信息数据库共享，统一各级各类信息数据收集、处理和运行标准，构建完整有效的医疗健康信息数据库。健全完善的信息数据库，不仅有利于信息数据互联互通，而且能够实现信息数据生产要素价值，让信息数据在居民健康管理、医疗卫生行政管理、医疗健康市场发展等场域，实现数据新质生产力推动作用。

（3）建立医疗健康信息数据公开共享机制。不仅要实现医疗机构间信息数据共享畅通，还要实现医疗健康信息数据向社会、向广大人民群众的安全共享。需要加强信息数据公开共享制度机制建设，健全和完善医疗机构信息数据安全、政务医疗健康信息数据安全、个人信息数据保护、企业网络信息数据安全等制度和机制。通过制度激励、引导、保障各类各级医疗健康信息数据在系统平台高质量运行。例如，在医疗机构层面实现：通过区域医疗信息技术平台，使包括乡村医护人员在内的各级医疗机构医务人员能够应用智能搜索得到准确、完整、有效的治疗方案或指导方案；授权的系统内人员也能在平台智能检索分析各类病症、卫生健康信息，这不仅有利于医疗科研发展，节省病患时间和金钱支出，也盘活了乡村医疗资源，促进乡村医疗资源长足发展。

（三）集中力量，通过以点带面带动发展

1. 高质量高标准要求，集中建设试点医院

目前，宁夏县级以上的各类公立医院已经全面展开了集团医院发展模式，已开始实施各级各类医疗协同、运营管理、科研、医疗服务等共享共建模式。但因行政管辖和各医疗机构独立性特点，医疗集团、医联体信息化建设差异很大。因此，建议通过集中三至五家医疗机构"互联网＋医疗健康"建设，带动集团和医联体内二、三级医院信息化建设，提高全区尤其是基层医疗机构信息化建设质量和水平，提升基层医院服务能力，实施推行以三级医院为核心，发展向下、向基层延伸的医联体信息技术标准化建设。

以资金雄厚、学科优势、科研突出、三级以上实体医院等为遴选条件，遴选三至五家实体医院，以高质量、高标准建设为目标，建设有特色的、满足民众个性化需求的互联网医疗健康诊疗服务机构。

2. 发挥互联网诊疗机构示范点辐射功能

"互联网＋医疗健康"的目标就是实现优质医疗资源下沉，盘活基层医疗资源，使民众具备科学合理的医疗卫生健康管理能力，落实"大医院治大病、小医院治小病"的模式。推进发展自治区—市—县—乡一体化医联体建设，以大带小，提高基层医疗机构服务能力。

宁夏三甲级医院集中在银川市，据估算，宁夏南部贫困地区患者来银川就医经费支出近30%属于交通、食宿等非医疗费用，这对贫困患者造成非常大的经济负担。在"互联网＋医疗健康"平台的技术支撑下，实施贫困患者在基层医疗机构实现首诊信息采集，首诊信息数据通过"互联网＋医疗健康"大数据平台实现各级各类医院共享和应用，为远程会诊、远程诊断向基层延伸搭建了平台，这样就实现了"基层检查、

上级诊断"分级诊疗模式。

　　同时，大医院的优质医疗资源通过职称考核基层下乡帮扶模式、干部提升考核基层挂职、开展基层医学知识和技术帮扶等形式，促进优质医疗资源向偏远地区、乡村下沉，带动基层医疗人才能力和技术提升。同时，针对基层医疗人员实施网上继续教育学习考核制和取消基层医疗人员职称评聘等倾斜政策形式，提升基层医疗人员执业能力。

　　利用"互联网+医疗健康"数据平台，为基层医疗机构的医疗卫生人才队伍建设搭建学习平台，提供多样化医学在线课程和教育，同时针对基层需求，因地制宜，通过"互联网+医疗健康"医学教育平台，实施基层地方常见病、慢性病、老年病等病症的诊断和治疗在线探讨交流与精准教育，提升基层医疗工作者业务素质和服务能力，进而优化并盘活基层医疗资源。

第三节　宁夏"互联网+医疗健康"示范区标准化建设研究

　　加快推动"互联网+医疗健康"标准化建设，是健康中国战略的重要内容。标准建设是地方"互联网+医疗健康"建设的关键，对"互联网+医疗健康"服务能力提升和产业发展有着显著的基础支撑和引领作用。为不断优化"互联网+医疗健康"服务质量、流程和效果，进一步提高"互联网+医疗健康"的便民惠民质效，党和国家按照健康中国建设战略、深化医改任务和全民健康保障发展要求，深化推进"互联网+医疗健康"信息技术科学化、制度化、规范化发展建设，提出了卫生健康信息技术标准化发展目标，组织制定并已发布卫生健康信息技术标准224项，[①]这些标准有效支撑和保障了"互联网＋医疗健康"信息技术普及和应用工作的进一步开展，为我国"互联网＋医疗健康"规范化发展提供了强有力的制度支撑。

2015年12月12日，中国标准化研究院、杭州恒生芸泰网络科技有限公司等单位组建，发起成立了我国互联网医疗标准化联盟。在成立大会上，政企各界达成："互联网医疗行业的发展应尽快建立标准体系，研制服务标准，强化政府监管，并建立各种利益相关方参与的标准化机制，保障信息系统安全，促进行业有序发展，更好服务亿万百姓。""互联网＋医疗健康"标准化建设涵盖数据、算法、技术、服务、安全伦理等诸多标准体系，涉及疾病预测干预及咨询、疾病诊断、药物研发、卫生事业管理等方面。因此，研究"互联网＋医疗健康"标准化具有十分重要的现实意义。

一、"互联网＋医疗健康"标准体系建设的重大意义

近年来，党中央和国务院高度重视"互联网＋医疗健康"创新发展，随着"互联网＋"、云计算、人工智能、区块链、5G等技术的不断发展和应用推广，其与传统医疗卫生健康的融合也不断加深，医疗健康信息化、数字化发展迅猛，"互联网＋医疗健康"产业布局速度不断加快，服务模式、形式和产品更新迭代日新月异。但是，医疗健康信息化、数字化关涉人的生命健康安全、国家和地区的网络安全等医疗健康服务和

---

① 王霞、肖渊茗：《卫生健康信息标准与健康医疗大数据发展报告》，社会科学文献出版社，2020年，第86页。

网络信息技术等规范化发展。

（一）"互联网＋医疗健康"标准体系建设的科学内涵

"互联网＋医疗健康"标准体系建设涵盖了医疗健康诊疗的信息、数据、平台等诸多网络和现实场域的信息数据规范化、制度化、法治化建设内容。目前，国家及各相关部门出台了诸如《基本医疗卫生与健康促进法》《关于促进"互联网＋医疗健康"发展的意见》《国家健康医疗大数据标准、安全和服务管理办法（试行）》等法律政策文件，明确提出制定和推进互联网医疗大数据、平台等标准化建设要求。另外，2019年9月国家卫生健康委印发的《关于下达2019年度卫生健康标准项目计划的通知》明确提出"宁夏互联网医院监督管理标准培育试点"要求并确立了完成时间点。虽然宁夏在"互联网＋医疗健康"示范区建设过程中制定出台了相应规范制度，但从另一个层面，反映了国家和地方加快加强标准化的重要性和紧迫性。这是基于标准化是网络信息数据制度规制的基础，也是互联网运行的根本。

何为"卫生健康信息标准"？根据《卫生标准管理办法》第二条规定，为实施国家关于卫生健康法律法规和政策，保护人体健康，卫生健康单位和部门在职责范围内，对需要在全国、地方和行业统一规范的事项，按照信息标准化制度规定的程序及格式制定并编号的各类技术要求。结合《中华人民共和国标准法》规定及该管理办法内容，根据卫生健康标准的适用范围分为全国标准、行业标准以及地方标准。对地方而言，在没有前两种标准的情况下，可以制定地方卫生健康标准。从卫生健康标准实施性质而言，分为强制性标准和推荐性标准，但是，上述法律和规章均未对强制性标准作出具体、明确的界定，只是给出了"保障公众健康安全且法律、行政法规规定强制执行的标准为强制性标准"的定义，缺乏具体举措和细化实施内容。

然而，数字时代，大众网络行为随时随地发生着变化，实践中，根据国家现有的卫生健康信息标准项目研究要求和相关内容，可以看出"互联网＋医疗健康"标准体系建设包括了信息、数据、平台及相关技术应用标准规范建设，是关系到每个公民的生产、生活、生命的信息数据规范化建设，是生命健康全过程全周期的生理、心理的卫生健康数字信息化建设的标准规范，其重要性不言而喻。

"互联网＋医疗健康"标准制度体系建设，应当依据《中华人民共和国标准法》《国家健康医疗大数据标准、安全和服务管理办法》《互联网医院监督管理办法》等法律法规、政策制度，扎实推进"互联网＋医疗健康"相关标准方向、内容等的研究和制定，这些法律制度是"互联网＋医疗健康"标准制度规制体系建设的重要依据。因"互联网＋医疗健康"中网络信息技术和医疗服务的主要内容，再加上网络信息技术是新兴领域，且网络信息安全是"互联网＋医疗健康"发展的关键，也是卫生健康服务的目标之一。我们认为网络技术、信息安全和服务三个层面，是我国"互联网＋医疗健康"标准体系的重要内容和关键领域；对信息系统建设而言，医疗卫生健康信息化、数字化过程中相关信息监管和应用标准化、科学化、规范化建设，是网络安全的重要内容。就国家监管而言，推进我国"互联网＋医疗健康"大数据中心、平台的标准化、科学化、规范化相关技术标准、应用标准、安全标准等的制度建设是国家对网络技术、安全保障、服务质量监管的重要领域和关键领域；对于医疗机构、企业、个体组织等而言，需要开展卫生健康信息采集、存储、应用的标准化、科学化、规范化建设，以及其信息数据平台和中心的标准化建设，保障网络安全和服务质量。从具体信息内容建设角度看，"互联网＋医疗健康"标准体系非常庞杂，涉及病历基本数据集、电子健康档案数据集、各类疾病数据集等等信息标准化建设。

（二）"互联网＋医疗健康"标准化建设价值和意义

1. 标准体系是"互联网＋医疗健康"便民惠民制度的基础

"互联网＋医疗健康"运行的核心是"信息""数据"，信息数据的收集、传输、应用的前提是"准确""规范""科学""可行"，其目标是所获取的信息数据在线上线下医疗健康诊疗服务中能够对健康实现可预测可分析可诊断的依据，以及社会医疗健康生产经营和社会治理的信息数据深度分析等其他功能的实现。同时，还要从技术上保障和避免信息系统平台中信息数据传输、存储、运行等操作的不准确、错误、偏差带来的风险，甚至医疗健康服务隐患和法律纠纷。线上数据标准化、运行标准化，也是"互联网＋医疗健康"优质医疗资源实现线上下沉功能的前提，是提高基层服务质量的保证，是群众对互联网医疗广泛认可和适用基础。可以说标准体系是互联网医疗行为科学态度的表达和公共卫生治理的制度支持与保障，是互联网医疗均衡资源的价值体现，是全面健康的政策落地保障。

2. 信息数据标准化是互联网医疗质量的保障

"互联网＋医疗健康"信息数据标准化包括信息和数据收集、存储、传输、应用等在线上和线下操作过程中事前、事中、事后全过程符号表达的规范化、科学化、制度化、法治化实现。以医疗健康信息数据收集标准化为例，医疗机构或者说医务人员通过病历信息收集、整理和处理等的符号标准化的表达，以及一系列医疗健康的检查检验信息数据的标准化表达，首先就能实现数据可用性，其次帮助医生去可能性，提高诊断准确率，最后能实现个人健康数据模型的建立，为后续诊疗、康复建立数据参考依据。最为重要的是，医疗健康数据标准化建设，不仅能够通过"互联网＋医疗健康"改善基层缺医少药局面，而且能保障"互联网＋医疗健康"服务质量的同时提高群众对互联网医疗的认可度和利用可能性。

3. 平台标准化是医疗健康治理制度体系的重要组成

平台标准化面对的是政府部门、医疗机构、互联网企业等实体，对标的是医疗卫生健康数据的监管安全建设问题，内容是政府、医疗机构、互联网企业在"互联网＋医疗健康"服务过程中对公众健康权、隐私权的保障。平台标准化在促进社会医疗健康事业发展的同时，也是保护和保障社会医疗健康供给、公民医疗健康权及个人权益的技术规范和制度化的关键。平台标准化关键在于通过平台信息数据的开放、共享、传输等规范化、标准化、法治化操作，实现"互联网＋医疗健康"服务效能功能的过程。因此，平台建设的规范性、平台运行的规范化等制度规制是标准化建设的重要内容，也是网络信息数据安全、有效利用的关键，更是国家医疗健康信息数据制度规制治理的重要内容。

（三）我国"互联网＋医疗健康"标准化规范建设历程

1. 标准提出期

2009年始，国家就持续推进卫生信息标准化建设工作，《中共中央国务院关于深化医药卫生体制改革的意见》（中发〔2009〕6号）和原国家卫生计生委国家中医药管理局发布的《关于加快推进人口健康信息化建设的指导意见》（国卫规划发〔2013〕32号）等相关政策文件均提出加强并持续推进卫生信息标准的制定和实施，提高跨机构、跨地域健康诊疗信息交互共享和医疗服务协同水平及信息惠民成效。2009年至2011年我国医疗健康领域信息标准化建设进程较缓慢。2011年，国家卫生标准委员会成立，主要职责是制定相关卫生健康信息标准，保证和提高我国卫生健康标准质量。

2. 标准建设期

2015—2018年，国务院先后颁布了《促进大数据发展行动纲要》《关于促进和规范健康医疗大数据应用发展的指导意见》《关于促进"互联网+医疗健康"发展的意见》等政策文件，标志着党和国家充分认识到医疗卫生健康信息化数字化的重大现实意义的同时，也认识到医疗健康信息制度规制的重要性。党和国家连续制定出台制度文件，强调医疗健康信息化数字化应用管理、服务等体系制度建设的重要性，并提出了更为具体、有针对性、建设性的要求，如明确指出加快标准化制度体系建设。2017年6月1日，《中华人民共和国网络安全法》正式实施，随后国家相继制定出台了一系列网络信息相关法律法规和政策，这些既是医疗健康信息数据标准化的重要依据，也是医疗卫生健康行业在数字化建设过程中网络信息安全规范化发展的重要依据。

值得一提的是，2018年1月1日修订实施的《中华人民共和国标准化法》，以及2018年4月国务院办公厅颁布的《关于促进"互联网+医疗健康"发展的意见》均明确提出健全"互联网+医疗健康"标准体系，并明确了"互联网+医疗健康"标准化建设的主要内容。2018年7月，国家卫生健康委员会发布的《国家健康医疗大数据标准、安全和服务管理办法（试行）》（以下简称《管理办法》），对于我国医疗卫生健康大数据标准化发展具有里程碑意义。《管理办法》对医疗健康信息数据标准管理、安全运行、有序服务等作出明确的制度规范要求。上述法律制度均明确提出"互联网+医疗健康"标准化制度建设要求，说明"互联网+医疗健康"标准建设的重要性。同时，这些法律制度也明确了"互联网＋医疗健康"信息数据、平台等标准化建设责任主体，充分体现了我国"互联网＋医疗健康"标准化建设的紧迫性和重要现实意义。

3. 标准推进期

2019年6月，国家卫生健康委员会修订出台的《卫生健康标准管理办法》，明确了所有的医疗卫生健康信息数据、技术、服务等标准化建设任务，并确定了我国医疗卫生健康标准工作科学化、规范化管理目标、标准范围、标准评估实施等内容以及相关部门职责。同年8月，国家卫生健康委员会下达了《关于公开征集2020年度卫生健康标准立项建议的通知》，向全社会征集"互联网＋医疗健康"发展技术、卫生健康信息化、健康医疗大数据等技术发展建设标准，启动了国家、社会多元标准体系共建历程。2019年9月，国家卫生健康委员会发布了《关于下达2019年度卫生健康标准项目计划的通知》，明确2019年度卫生健康标准项目计划，要求各单位按照卫生健康标准管理制度要求，完成标准研究、起草和征求意见等工作，在规定的时限前报送相关材料，该文件对宁夏回族自治区卫生健康委员会提出了"宁夏互联网医院监督管理标准培育试点"研究建设要求。自此，从国家卫生健康委员会、国家疾控中心、卫生健康标准委员会等4个部门以及包括宁夏在内的全国18个省、自治区、直辖市全面推进"互联网＋医疗健康"等医疗卫生健康信息标准化建设和研究工作。

综合上述国家卫生健康信息标准政策制度规制及发展历程梳理，大概可以看出我国"互联网＋医疗健康"标准体系建设涵盖数据、平台、科研、产业等方面的信息数字标准规范化建设内容（如表4-1所示）。这是一个涵盖每个单位、公民所涉及的生产、生活、生命全过程全周期医疗卫生健康信息数据、技术、平台以及服务等的标准规范建设。

表4-1 "互联网＋医疗健康"标准体系建设范围

监管	行业发展、医院评价、医保、药品、器械等互联网行为
临床	推进临床智慧医疗、远程医疗
科研	科研数据应用、基因测序、智能设备研制
公共卫生	公共卫生大数据应用、免疫、风险预警、卫生保健
融合	中医养生、健康管理、健康文化产业等
硬件	数字智能化设备、3D打印、医用机器人、人工智能、智能穿戴

另外，2019年8月，国家卫生健康委员会办公厅向全社会发函，征集包括"互联网＋医疗健康"相关标准在内的数十项信息技术标准研究立项建议，以及确定对现有的相关卫生健康标准的修订。同年10月，国家卫生健康委员会统计信息中心组织召开了卫生信息标准编制修改安排和意见征集。在2020年医疗健康信息标准研讨会上国家卫生健康委员会胡建平主任指出："我国卫生信息标准化建设取得了显著成绩，已经建立了一套卫生信息标准技术体系和管理体系，也在逐步开展信息互联互通标准化成熟度等级测评。"由此可见，我国医疗卫生健康信息数据标准化建设已进入全面推进和应用阶段。

4.我国现行互联网医疗相关标准化建设项目

自"十三五"以来，国家大力推进卫生信息标准化建设工作，取得了显著成绩，并结合医疗卫生健康体制改革，编制了《病历书写基本规范》《中医病历书写基本规范》《电子健康卡技术规范》《电子病历应用管理规范（试行）》等多项卫生信息标准（见表4-2）。"互联网＋医疗健康"方面的信息数据标准化内容有医疗健康信息数据互联互通标准化、远程医疗、电子病历、卫生信息共享、卫生信息数据等200多项。

表4-2　2011—2020年卫生健康信息标准统计

序号	名称	发布时间
1	《国家卫生与人口信息数据字典》等2项推荐性卫生行业标准	2020-06-08
2	《健康体检基本项目数据集》等32项团体标准	2019-01-08
3	国家医疗健康信息区域（医院）信息互联互通标准化成熟度测评方案（2017年版）	2017-09-05
4	《远程医疗信息系统基本功能规范》等7项卫生行业标准	2016-12-23
5	《电子病历共享文档规范　第1部分：病历概要》等57项推荐性卫生行业标准	2016-11-15
6	《卫生信息共享文档编制规范》等22项卫生行业标准	2016-08-18
7	《电子病历基本数据集　第1部分：病历概要》等20项卫生行业标准	2014-06-06
8	《慢性病监测信息系统基本功能规范》等4项推荐性卫生行业标准	2014-04-25
9	《儿童保健基本数据集》等12项强制性卫生行业标准	2014-01-06
10	《疾病管理基本数据集　第6部分：肿瘤病例管理》等4项卫生行业标准	2012-07-29
11	《卫生信息基本数据集编制规范》等23项卫生行业标准	2012-03-25
12	《卫生信息数据元目录》等35项卫生行业标准	2011-08-12
13	《卫生信息数据元标准化规则》等4项卫生行业标准	2011-05-10

　　梳理和分析上述标准制度，可见国家还加快医疗健康信息数据的标准化建设，不断推进健全和完善我国"互联网＋医疗健康"标准制度规制体系，为我国"互联网＋医疗健康"有序发展提供标准指引。医疗健康标准化建设也为优化传统医疗健康服务，深化信息数据化便民惠民应用建设，夯实全民健康信息化和健康医疗大数据发展奠定了制度基础。统一医疗卫生健康信息标准，不仅为互联网医疗信息互联互通奠定了坚

实的基础，保障了我国"互联网＋医疗健康"相关信息化建设质量，保证国家持续推进医疗卫生健康数字化建设的安全和质量，也为"互联网＋医疗健康"相关产品质量和运行监督提供具体制度依据，保障了"互联网＋医疗健康"大数据收集、开发应用等再生产有序开展。

二、宁夏"互联网＋医疗健康"示范区标准体系建设成果

2018年7月，国家批复同意宁夏建设"互联网＋医疗健康"示范区以来，宁夏各级党委、政府高度重视，抓紧顶层设计，有序部署和推进了"互联网＋医疗健康"示范区建设，各项工作取得显著成效。

（一）信息标准化建设情况

1. 信息系统建设情况

截至2023年12月底，宁夏建成的信息数据库有居民健康档案库、电子病历库、全员人口库和综合管理库，汇聚5亿余条卫生健康信息数据。另外，宁夏全区二级以上公立医院全面启动了电子健康码（卡），全面启动线上挂号预约、智能分诊、检查检验结果查询和结算支付等业务。同时制定了相关制度，进一步规范和明确"互联网＋医疗健康"诊前、诊中、诊后服务流程，建立了"全科＋专科""县乡村"一体化的120（线上＋线下）家庭医生服务模式，推进线上健康诊疗、健康干预、慢性病管理服务。

2. 信息规范化标准化建设情况

宁夏回族自治区卫生健康委员会在推进"互联网＋医疗健康"示范区建设过程中，制定出台了《宁夏加快推进基层卫生信息"只录一次"工作方案》（宁卫办发〔2018〕149号）和《关于进一步规范和推进电子

健康码普及应用的工作的通知》（宁卫办发〔2019〕289号），就居民卫生健康信息、电子健康码的规范化建设作出了明确要求。这是宁夏"互联网＋医疗健康"信息标准化制度建设的重要举措，为宁夏"互联网＋医疗健康"标准化治理体系和制度体系建设奠定坚实基础。

3. 信息互联互通建设情况

近年来，宁夏依托电子政务外网的卫生专网建设，实现了2000余家公立医院信息数据联通。并依托已建成的区域卫生信息平台数据中心，实现了宁夏41家二、三级公立医院信息系统平台的联通。同时，宁夏逐步推进区域卫生信息平台数据中心向基层医疗卫生机构辐射，实现了居民电子档案、免疫等信息应用系统联通。

（二）平台标准化建设情况

2018年底，宁夏"互联网＋医疗健康"示范区共建工作领导小组成立，制定了"互联网＋医疗健康""12345"规划，印发了《宁夏回族自治区"互联网＋医疗健康"示范区建设实施方案》。仅2018—2019年召开专题会议6场次。各级党委、政府围绕县域医共体、重点专科和互联网医院等建设，加强地方"互联网＋医疗健康"建设。出台了《宁夏互联网医院管理办法》，初步建立了互联网医院在线监管平台，为宁夏"互联网＋医疗健康"有序发展和治理提供制度依据与保障。

（三）基层"互联网＋医疗健康"建设情况

宁夏"互联网＋医疗健康"示范区建设以来，全区注册建立多家"智慧互联网医院"，吸纳了全国5万余名医师注册，初步建立宁夏"互联网＋远程医疗"服务体系。为宁夏乃至全国优质医疗卫生资源下沉到基层搭建有效平台，专家学者可以通过远程会诊、影像、心电、超声、病理、诊断、查房、胎心监测、家庭医生签约等形式为宁夏基层百姓提供优质医疗服务。另外，宁夏依靠"互联网＋科教平台"支撑，初步建成宁夏远程医学教育和医疗帮扶相结合的基层医疗服务模式。

三、宁夏"互联网＋医疗健康"示范区标准体系建设困境

（一）信息标准化建设的问题

信息化推广和普及以前，由于各级各类集团医院、医联体、医疗机构乃至医院各个科室在信息化建设过程中引进和筹建的信息系统标准不统一，各信息系统技术公司业务针对性不同，加上各医院或各科室通常根据各自业内所在领域超前或评价较好抑或资金筹建能力来建设信息系统，致使近年来各单位和机构多在信息系统改造和链接上加大投入。

1. 缺乏医疗行业信息系统建设规范和标准

由于近年来计算机信息系统版权管理逐渐增强，各类信息系统编程公司不得不另辟蹊径，通过诸如检索方式、存储路径、程式语言等个别变动的个性化方式规避版权辖制问题，因此，各类信息系统编程公司为回避知识产权侵权或发展创新，建成的系统平台各异。同时，实践中，在激烈的市场竞争环境下，也有一些小规模公司的生存之道就是依附或者挂靠大公司，自己制作相应的信息系统，利用大公司名头投标和推广自己产品，这对于宁夏经济偏弱地区，尤其是基层财政支撑薄弱的医疗机构而言，在政策强推信息系统普及化的过程中无相应的识别或市场展望能力。上述小公司的产品对宁夏基层医疗机构而言显得性价比较高，毕竟看起来是依靠大公司的评价和技术支撑。但是，面对未来的信息互联互通乃至信息化成熟度检测、技术壁垒和信息孤岛等问题，以及后续运行维护和技术改造等问题，医疗机构负担较重。上述问题归根在于缺

乏医疗行业信息系统建设的统一规范、标准等制度规制，导致宁夏医疗行业信息系统建设的推广和普及如破网之堤，门类繁多的信息系统进入医疗行业，使后期互联互通障碍、应用卡顿、技术不支持等问题成为常见。

2. 信息联通无缝对接的技术难题多

"互联网＋医疗健康"服务的信息联通技术堵点较多，例如，宁夏基层信息化基础普遍薄弱，政务外网与医疗卫生信息系统融合链接建设难题多。实践中，各级各类的"互联网＋医疗健康"业务信息系统联通不顺、质量不高、数据共享片面或共享质量不高等问题较为常见。另外，建设初期缺乏医疗卫生健康信息数据联通建设统一的标准和规范，导致医疗机构建成的信息系统之间的互联互通不顺畅，不仅技术上需要下大力气改造，还需要投入大量资金推进。调查显示2020年以来，宁夏80%以上医院（尤其是私立医院）或科室称现有信息系统与过去、其他业务信息系统互联互通存在障碍。

3. 缺乏医疗卫生健康信息化内聚力

就宁夏而言，"互联网＋医疗健康"示范区政务管理涉及多个部门，仅紧密关联性而言，就涉及网络信息、大数据、疾控、卫健委、医保等多个部门。就政务信息系统而言，几乎各部门都有各自的信息系统。倘若仅从《宁夏回族自治区"互联网＋医疗健康"示范区建设规划（2019年—2022年）》这一政策制度落实责任主体来看，存在多网融合改造难的桎梏，不仅是时间和人力的投入，更需大量经费投入。故而，宁夏亟待在政务网上实现"互联网＋医疗健康"政务体系标准化规范化突破，进而提高"互联网＋医疗健康"多部门信息凝聚力。从各级各类医院、医疗机构来看，前些年推进医疗集团化发展模式，在一定程度上，提高了县域医疗机构与省级（三甲）医疗机构之间的凝聚力。但是，信息联通仍存在堵点，尤其是乡镇卫生院与上级医疗机构间信息系统连接困难较多，不仅不能实现信息数据资源整合，甚至无法完成数据共享。

4. 医疗信息技术人才紧缺

医疗信息化专业技术人员匮乏是宁夏推进"互联网＋医疗健康"首要且最为重要的问题。这不仅是医疗健康监管部门存在的问题，也是各个医院、医疗机构面临的最大难题。这关系到宁夏"互联网＋医疗健康"持续建设和有序发展。各领域高技能人才的匮乏已是医疗健康领域信息化建设常年未得到解决的难题，对于宁夏而言，不仅"互联网＋医疗健康"领域缺人，甚至其他医疗人才也匮乏，医疗信息化专业技术人员更是稀缺。

（二）平台标准化建设存在的问题

宁夏"互联网＋医疗健康"相关平台和数据中心刚刚建成，起步较晚，面临以下突出问题。

1. 平台建设质量不高

宁夏地域小、人口基数小、经济社会发展相对落后，导致医疗服务影响力低、辐射面窄和优质医疗资源短缺等现实。宁夏医疗健康优质资源匮乏，各类人才紧缺，医疗卫生信息数据平台维护和运行存在诸多问题，且自身无力解决。虽然，宁夏"互联网＋医疗健康"平台数据建设在数量、质量、应用等方面已实现全面覆盖，但还远达不到区域"互联网＋医疗健康"信息平台庞大数据量的要求，且相关医疗健康信息数据质量也尚未达到居民健康数据监测和诊断甚至人工智能等科研推广应用的效果。以病历首页规范化为例，目前宁夏电子病历首页标准规范化率非常低，甚至一些住院病历在各个医疗机构有专门病案室工作推进的情况下，仅有三甲医院符合国际认证标准。

2. 医疗机构平台联通不畅

目前，宁夏全区各医疗机构普遍存在互联网医疗集成平台建设落后，在信息平台对接过程中，存在无法接通、接通不畅；医疗卫生健康信息数据脱敏、清洗工作滞后，信息检索执行难，利用率低等；医院无可参考的信息数据开放标准，多数医院核心数据未开放，信息公开透明度低，致使互联网医院无法抓取到可有效利用的数据，不能实现医疗卫生健康数据信息开发应用。

3. 平台后续建设障碍多

庞大的平台和数据中心后续建设及维护需要大量的资金支撑。目前，宁夏各类信息系统初期建设仍存在资金筹措难题，只能应付当前应用层面的信息化建设，谈及后期平台运营和数据中心建设，存在资金断链、无专业人才维护、长期数据库和平台安全监管等困境，这是宁夏"互联网＋医疗健康"平台建设运行的现实难题。

（三）基层"互联网＋医疗健康"标准化建设存在的问题

1. 多头建设，亟待资源整合

数据时代，各行各业都在推进信息化数字化建设，对于医疗领域而言，基层"互联网＋医疗健康"信息化建设面临多业务对接，需要建设的系统、平台繁多。例如，县域医疗卫生健康平台系统有：卫生信息系统、居民健康档案管理系统、健康 APP、微信公众号、医共体管理平台、医疗质量监控管理系统等等，包括了政府、卫生管理部门、医院等在内的多个部门和单位的医疗卫生健康平台或 APP，给基层造成"系统报送繁""多头重复报""数据共享难"等问题，平台闲置利用率不高的同时，基层负担过多。

2. 不同机构健康检查检验和诊疗质效存在差距

实践中，绝大多数来自基层尤其是乡村患者认为，最难以接受的是在县级医院或乡镇卫生院检验、检查、诊断等不被上级医院认可，通常需重新做一遍相应的检查检验。更严重的是，同一级别的医院上述检验、检查，多数情况下到另一家医院也还得重新做一遍，对于患者而言，前面花钱所做的检验、检查、诊断结果都是白费功夫，为得到高质量诊疗服务，只能重新做一遍，于是自此任何病症只到"大医院"二级以上医院就诊。另外，二级以上医院普遍存在日门诊人数过剩，医护人员很反感患者像祥林嫂似的不断强调在哪哪医院做过某某检验、检查的陈述，通常情况下，医生在看到患者检查检验单据或听到主诉病情，直接开具处方单或开具检查检验单，与患者问诊交谈时间不多。上述问题归根结底在于：基层检验、检查、诊断无法得到上级医院认可，因此重复检查的问题无法避免。实践中，许多三甲医院检查科室医生惊叹于乡镇卫生院检查设备设施之先进，但相关报告不规范、检查结果无法适用等情况却又很常见。究其原因，在于基层检查检验医疗技术人员匮乏，这就为基层首诊、分级诊疗等制度落实带来桎梏，也影响"互联网＋医疗健康"的推广和普及，但短期无法解决基层医疗卫生诊疗健康服务质量低以及"千军万马奔三甲"的困境。可见，解决不了基层与上级医院诊断技术落差问题，就很难化解城乡、区域医疗不均衡问题。

然而，医疗设施设备等资源闲置、用不起来等情况，致使基层医疗机构病患资源较少，但同时基层群众的慢性病、常见病、老年病等医疗健康服务需求越来越大，如何化解上述矛盾，成为基层医药改革的重点和难点所在，也是基层"互联网＋医疗健康"发展的重要内容。由于中央和地方推动基层医疗健康服务高质量发展政策倾斜，近年来，乡村医疗机构硬件设施和资金投入逐年增多，但乡村却存在患者少、医务人员少等现象。与乡村相较，城市社区基层医疗机构因城镇化带来的是医务人员少、设备差、服务群体多的困境。

上述现象，与人民群众对于乡村基层医疗健康服务能力和质量不认可的观念有一定关系，也与"互联网＋医疗健康"在开展远程医疗、线上复诊、处方、结算等方面尚不能满足群众需求也有一定的关系，此外超声、影像等检查对医务人员专业技术操作要求高。

综上，宁夏"互联网＋医疗健康"在推动基层医疗健康服务高质量发展进程中，不仅存在网络信息技术难题，而且还存在基层医疗检查人才短缺，乃至全区优秀医务人才也紧缺等桎梏。同时，由于基层无法提供规范化、标准化的医疗健康检查检验，致使上级医院无法通过"互联网＋医疗健康"指导基层医疗健康服务。

四、宁夏推进"互联网＋医疗健康"示范区标准体系建设建议

（一）加快推进标准体系落地落实

1. 先要遏制制度"搭便车"现象，确保制度有效有力落地

2018—2023年，宁夏制定出台了40余件关于"互联网＋医疗健康"示范区的政策制度文件，其中关于贯彻落实中央和国务院"互联网＋医疗健康"政策文件30多件。实践中，诸多政策制度的落实存在部门职责交叉、执行落实难、相应配套政策跟进不及时等问题。因此，各级医疗、医保、医药、疾控等卫生健康部门在推进"互联网＋医疗健康"建设进程中，出现职能部门推诿扯皮、以文件落实文件等现象。上述现象和问题，最终导致各主体责任单位和医疗机构看不到政策制度软扩张力和可

变动性，不能根据地方党委、政府或卫生健康部门的现有政策制度体系有效推动"互联网＋医疗健康"发展。根据政策制度环境本土化或变迁性理论[1]，世界上没有一种事物是不随时间和地点变化的，医疗卫生服务资源也是一种随时间和地点变化的资源，合适的互联网＋医疗政策制度环境，不仅影响到"互联网＋医疗卫生服务"资源功能的发挥效果，也能够有效制约"滥竽充数"等机会主义者的投机行为，对各地各单位"搭便车"等行为予以规范或引导，从而有效防止政策制度的滥用或片面化利用政策红利。

2. 制定推进标准体系落地督察机制，高标准，严要求，强力全面推进

强化标准化制度治理作用力，解决宁夏"互联网＋医疗健康"各级各类医疗健康信息数据收集不规范、质量差、平台建设水平参差不齐、基层互联网医疗服务功能发挥不到位等问题。由于宁夏"互联网＋医疗健康"建设尚处于起步阶段，建议参考国际、国家、发达省市"互联网＋医疗健康"标准化建设经验，依据《中华人民共和国标准法》第二条第二款的规定，加强宁夏"互联网＋医疗健康"建设与国家信息标准、平台标准、基层医疗卫生健康信息标准对标，统一推进实施。同时，通过地方性法规、规章等强制性措施、卫生行政监督及行业监管等举措，强化标准落地，提高宁夏"互联网＋医疗健康"标准制度落实率和覆盖率。

3. 重点推进电子病历规范化

医疗健康信息标准化建设重点在于病历信息数据规范化和标准化，标准化的电子病历是实现"互联网＋医疗健康"信息的"可验证、可复

---

[1] 埃莉诺·奥斯特罗姆：《公共资源的未来：超越市场失灵和政府管制》，郭冠清译，中国人民大学出版社，2015 年，第 4-5 页。

制、可推行"功能的关键，是实现跨区域线上诊疗服务高质量的基础，也是确保居民医疗健康信息数据健康分析、预测功能实现的重要保障，能够为后期医疗健康信息数据开发、应用等再生产功能的实现提供保障。可见，电子病历标准化在提高诊疗准确度、有效反映患者健康情况以及帮助医生和科研人员实现数据再生产等起着十分重要的作用。故此，建议宁夏下功夫、花大力气，加强电子病历标准化、规范化的督查和检查，尤其是对常见病、慢性病的健康档案信息数据的标准化和规范化收集、存储、处理等。系统、标准、规范的病历和健康档案，能够帮助患者通过标准化信息数据得到有效诊疗服务，还能为常见病、慢性病发展图谱、复诊等提供便捷。

（二）借鉴现有标准，健全和完善信息标准制度体系

宁夏加快推进"互联网＋医疗健康"信息数据标准化建设，不仅要落实中央现有标准制度，还要参考借鉴发达省份成熟经验，转化吸收，推动标准制度体系日益完善。目前，国家卫生健康标准委员会制定了包括"互联网＋医疗健康"在内的200多项卫生信息标准，中国科学院、阿里巴巴、腾讯等一些机构和单位，以及北京、浙江、贵州等省市也在加紧推动"互联网＋医疗健康"信息标准化建设和研究。宁夏"互联网＋医疗健康"标准体系建设可参考国家现有标准的同时，积极与国内知名企业和单位联合，借助外力加快推进。另外，充分发挥本土资源优势，如鼓励引导宁夏本地医疗机构进行信息标准化建设研究。

此外，加快推进信息数据联通成熟度监测，针对实践中信息数据透明度不高、数据联通不顺畅等问题，加强监测监督制度机制建设，打通信息系统版本不一、对接困难及数据采集不科学、不准确、利用度低等信息联通无缝对接技术难题。建议建立和健全信息互联互通测试制度和

监督机制，确定信息数据联通任务表时间表，加强信息互联互通成熟度测试，测试过关予以奖励，不通过者限期整改等，强化"互联网＋医疗健康"信息数据的联通责任落地。

以信息数据联通为核心目标，提高医疗卫生健康信息数据的资源聚合能力。针对五花八门的网络系统、版本不一小程序和APP，就其链接、融合难等问题，建议医疗机构等单位和部门通过互联网信息联通监测，建立招标、验收调查机制和改造机制，强化制度机制执行力，推动医疗机构落实"互联网＋医疗健康"信息数据标准化建设责任。医疗机构应建立以患者体验为焦点，优化网络服务环境。以医疗APP为例，争取所推出的APP一看就明白、一说就懂、一用就会。

（三）整合资源，强化平台标准化建设

1. 借鉴经验，整合政务资源，打造精细化服务平台

针对宁夏"互联网＋医疗健康"信息标准化建设中存在人才资金短缺、信息联通障碍、平台建设参差不齐等问题，本书研究认为，问题症结在于初期建设未采取统筹统一部署推进，建成的信息系统复杂且繁多，卫生、疾控、食药、医保等多部门平台建设步伐不一、标准不一、衔接联通手续多，致使互联网医疗"三医"联动从上到下推动难，各平台建设质量不高，都喊缺人、缺钱。

因此，宁夏"互联网＋医疗健康"应当整合政务网络平台、卫生健康平台、医院医疗机构等平台资源，构建一个开放有度、信息安全、标准规范的医疗卫生健康平台，解决各类信息系统平台参差不齐、衔接链接难等问题，联合联动各部门各单位互联网人才、资金、资源，集中建立统一、标准的信息系统平台，或者有效提高各类信息平台互联互通水平。

2. 实施多样化医疗机构平台运营模式

针对医疗机构自筹自建、资金人才供给持续性差、建起了用不起来、APP和小程序多、页面丑乱等问题，尤其是公立医院，建议通过招标、服务外包、社会众筹等经营模式，促进医疗机构平台服务人性化、多元化、标准化建设水平的提高。但是一定要注意网络信息安全、患者隐私和信息保护、医疗健康信息管理规范化等制度和机制建设。

（四）提高基层互联网医疗标准化建设水平

重视基层医疗人员的诊疗信息数据标准化建设的重要性，认识到基层医疗健康信息数据质量差，不仅是基层医疗健康服务高质量发展的短板，也是提升当前宁夏基层"互联网＋医疗健康"医疗服务质量和水平的堵点，是分级诊疗、基层首诊制度落实的难点所在，更是大量患者涌向银川市等优质医疗资源富集地的原因。故此加快基层医疗健康信息数据标准化建设具有十分重要的现实意义。

1. 落实基层首诊分诊政策，强化基层卫生健康服务职能

基层诊疗信息数据价值无法实现，原因在于信息数据质量不高。因此，充分发挥互联网资源扁平化优势，推动优质医疗资源向基层下沉，着力推动信息数据规范化建设的指导作用。促进分级诊疗、首诊实体医院服务模式落地的同时，通过有针对性的基层信息化标准培训、技术继续教育等措施，根治现实中基层尤其是乡镇卫生院病历规范化或标准率达标低、检查技术水平低等服务质量问题，提高基层医疗服务机构对患者信息采集的准确度，以便为医生的远程医疗、互联网诊疗提供可参考、可预测、科学的数据。同样，提高基层互联网医疗信息标准化，能够提高上级医院对基层医院检验、检查、诊断的认可度，也缓解了患者重复检验、检查、诊断"看病贵"的问题。

2. 推进社区（乡镇）卫生健康信息化互联互通成熟度测试，提高基层信息化服务能力

宁夏居民医保参保率在全国领先，一方面是因为宁夏城镇化率较高，另一方面，宁夏近些年城镇化过程中新建社区医疗机构的标准化程度较高，因此，多数人认可社区（乡村）医疗服务便宜便捷。但是，据统计，宁夏病历标准化规范化率不到15%，社区医疗机构占比较高。建议宁夏各社区医疗机构参考国际病历标准制度，制定病历（健康档案）标准化规范化督导和奖惩政策制度，提高病历信息化应用率，以便提高其在远程医疗和互联网医疗实践中的利用率。以医疗服务资源扁平化线上适用为目标，加大医疗服务机构信息化、平台建设互联互通成熟度评测，是当前检验宁夏"互联网＋医疗健康"建设水平和质量高低的试金石，也是打通各级各类医疗机构、医疗集团、区域医疗信息数据互联互通的有效措施，更是建立与全国优质医疗资源联通对接的基础工程。重点突出推动社区（乡镇）卫生院信息化互联互通成熟度评测，压实任务完成时间表，帮助基层服务人员通过互联网实现职业继续教育，提高业务能力，同时提高基层信息化建设水平和能力。

3. 加强基层慢性病、常见病、老年病服务能力

充分发挥互联网医疗对慢性病、常见病、老年病复诊和常规咨询服务功能，加强质量建设是关键，给百姓一个放心安心舒心的互联网医疗环境，让百姓认识到互联网复诊和咨询问诊服务质量与三甲实体医院无差别，甚至更便捷、更经济，这是互联网医疗标准体系建设的要求。目前，慢性病、常见病为公共卫生带来的负担十分庞大，据统计，慢性病死亡占我国总死亡人数85%，绝大多数的慢性病短期医学干预无法实现治愈，需要根据个体饮食、运动、生活、心理和精神等方面干预降低健

康风险，这是互联网医疗、人工智能医疗通过健康数据干预轻易就能实现的。实现线上线下标准化的医疗服务，保障基层医疗服务质量的同时，提高群众对基层医疗服务的认可度，扩大其利用率，解决"千军万马奔三甲"问题，实现公共卫生治理均衡发展。

第五章　宁夏基层医疗健康现代化建设研究

信息化是推进基层医疗健康现代化的重要手段。习近平总书记指出"没有信息化就没有现代化","互联网＋医疗健康"建设应将网络强国、健康中国两个战略统一起来。加强基层医疗健康现代化建设,是贯彻落实党的二十大报告关于"提高基层治病防病和健康管理能力"的重要举措。2018年宁夏获批建设"互联网＋医疗健康"示范区,标志着宁夏全面启动医疗健康信息化建设。此后,宁夏积极开展医疗健康信息化、现代化建设探索,覆盖区—市—县—乡镇(街道)—村(社区)五级医疗健康服务体系的各个环节和领域。2018年,中央"一号文件"首次提出"实施数字乡村战略",标志着以数字乡村建设为核心的乡村医疗健康信息化、现代化上升至国家顶层设计的高度。因此,宁夏应积极发挥"互联网＋医疗健康"的联通能力和资源整合作用力,发挥"互联网＋医疗健康"助推优质医疗服务资源下沉基层作用,加快提升基层医疗健康服务高质量发展、现代化发展水平,有力推动宁夏城乡医疗健康均衡发展。

第一节 宁夏基层医疗健康信息化实践及其应对策略

党的二十大报告明确提出："促进优质医疗资源扩容和区域均衡布局，坚持预防为主，加强重大慢性病健康管理，提高基层防病治病和健康管理能力。深化以公益性为导向的公立医院改革，规范民营医院发展。发展壮大农村和社区医疗卫生队伍，把工作重点放在农村和社区。"近年来，宁夏各级党委、政府和各级卫生健康部门深化贯彻落实中国式现代化建设、健康中国战略、数字中国建设发展要求，着力在提升乡村和城市社区医疗健康卫生服务水平，建成了"健康宁夏"平台，并在基层医疗卫生服务信息基础设施建设、人才队伍建设、服务质量和能力提升等方面取得初步成效，为健康宁夏建设奠定了良好的发展基础。

一、宁夏推进基层医疗健康信息化发展实践成效

近年来，宁夏紧紧围绕中共中央、国务院及国家卫健委关于基层医疗卫生健康事业发展的决策部署，结合宁夏实际，制定出台了一系列深化推进基层医疗卫生服务体系建设制度文件，扎实推进基层卫生医疗服务高质量发展。

（一）基层医疗健康服务体系基本建成

目前，宁夏基层医疗机构布局基本实现县—乡—村全覆盖，各地区基层医疗资源布局逐步趋向合理。截至2022年底，全区共计有医疗机构

4607个，22个县（市、区）共建成基层医疗卫生机构35个，242个乡（镇、街道办事处）设置有乡镇卫生院205个，其中中心卫生院63个，一般卫生院142个；社区卫生服务机构241个，其中卫生服务中心51个，卫生服务站190个；2177个行政村中配置了村卫生室2150个。银川市建成县域医疗分中心4个（闽宁、望远、崇兴、金贵）；76个乡（镇、街道办事处）建有58个卫生院（服务中心），基层医疗卫生服务机构总计369个，其中，村卫生室209个，城市社区卫生服务中心22个，社区卫生服务站102个。固原市总计有基层医疗卫生机构871个，其中卫生院62个，村卫生室809个，共设有床位1216张（其中33个乡镇卫生院和社区卫生服务中心达到国家基本标准，5个达到国家推荐标准）。吴忠市基层医疗卫生机构总计877家，其中乡镇卫生院44家、村卫生室519家、专业公共卫生机构22家、其他卫生机构2家。石嘴山市现有基层医疗机构216家，其中乡镇卫生院23家，社区卫生服务中心10家，社区卫生服务站23家，村卫生室160家。中卫市基层医疗卫生机构514个，其中市级公立医疗卫生机构7所，县（区）级公立医疗卫生机构11所，乡镇卫生院40所，社区卫生服务中心3个，社区卫生服务站21个，卫生室453个。

　　为切实提高基层医疗卫生健康服务水平，满足基层广大群众就医需求，宁夏多措并举推动基层医疗卫生资源布局和配置合理化发展，基本实现了一村一卫生室、一乡镇一卫生院、一县一家综合医院一家专科医院的配置。

　　（二）基层医疗卫生制度体系逐步形成

　　近年来，宁夏强化基层医疗卫生改革制度供给靶向作用建设。为切实提高宁夏基层医疗健康服务能力和水平，深化推动基层医疗卫生建设现代化水平，促进分级诊疗制度的落实，围绕"紧密型""县域医共体"

等基层医疗健康服务体系建设目标，制定《宁夏回族自治区全面开展县
（区）域综合医改实施意见的通知》（宁医改发〔2021〕3号）、《在全区
深入推广福建省三明市医改经验　进一步深化医药卫生体制改革的实施
方案》（宁医改发〔2021〕3号）、《自治区积极推进县域紧密型医共体实
体化运行的若干意见》（宁卫发〔2021〕114号）等政策文件，为基层医
疗卫生改革和服务体系建设提供基础的制度支撑。

深化贯彻落实国家"控规模、调结构、下基层、提能力"的基层医
疗卫生资源布局等政策制度要求，制定出台了《宁夏回族自治区卫生健
康事业发展"十四五"规划》《宁夏医疗卫生服务体系规划（2021年—
2025年）》《宁夏"十四五"中医药发展规划》等系列医疗卫生"十四五"
规划部署制度，通过明确时间表、路线图、考核指标等制度安排，为宁
夏城乡医疗卫生服务均衡发展，尤其是推动基层医疗卫生服务体系优化
和完善，提供制度指引。

加强宁夏基层医疗卫生服务高质量发展的制度供给。制定发布了
《自治区卫生健康委员会办公室关于贯彻落实基层卫生健康便民惠民服
务举措的通知》《全区落实县域巡回医疗和派驻服务工作实施方案》《宁
夏回族自治区关于进一步完善医疗卫生服务体系的实施方案》《宁夏回
族自治区紧密型县域医共体建设绩效评价方案（试行）》和《宁夏回族
自治区城市医联体建设绩效评价方案（试行）》等制度政策。这些制度
政策立足宁夏基层医疗卫生事业发展实际，结合基层群众现实需求，强
化政策制度的基层靶向性、针对性，进一步健全和完善了基层医疗卫生
制度体系。

（三）基层医疗卫生资源布局趋向合理

近年来，宁夏医疗卫生健康事业按照"控规模、调结构、下基层、

提能力"部署和要求，逐步调整城乡医疗卫生资源配置供给结构，推动基层医疗卫生资源整体性、一体化建设。目前，全区100%的县级综合医院达到二级甲等建设标准，基层医疗卫生机构基本建设达标率达到98.6%，90%的城市社区卫生服务机构与城市医院建立了医联体，100%的村卫生室与乡镇卫生院实现了乡村卫生一体化，覆盖村、乡、社区、县、市、区的医疗卫生信息化系统基本建立，22个县（市、区）全面开展县（区）域紧密型医共体和紧密型医联体建设。建成了8个县域医疗分中心，100%的县级综合医院达到甲等建设标准，58.8%的乡镇卫生院和社区卫生服务中心达到国家服务能力基本标准，180家乡村卫生室达到五星级标准。

（四）基层基础设施信息化水平不断提升

为全面提升基层医疗机构防病治病和健康管理能力，自2020年起，自治区财政每年安排1000万元专项资金，着力推动基层医疗机构康复诊疗、医养结合、急诊急救等服务功能建设。截至2023年6月，宁夏13家医疗卫生机构实现医养结合服务功能对外开放。此外，改扩建了县级综合医院20家、中医医院7家、妇幼保健机构8家、疾控机构4家，新建社区卫生服务站65所、村卫生室267所，改扩建乡镇卫生院19所。截至2023年12月底，宁夏全区达到二级甲等建设标准的综合医院有22所、中医医院14所，基本达到"一村一室、一乡一院"的国家标准。

（五）基层医疗卫生人才队伍不断壮大

宁夏全区基层医疗卫生机构共有各类人员13473人：乡镇卫生院共有各类人员6875人，其中专业技术人员6040人，占87.85%，高级职称占9.88%，本科及以上学历占24.62%；社区卫生服务机构共有各类人员3549人，其中专业技术人员3230人，占91.01%，高级职称占14.98%，本科及以上学历占54.55%；村卫生室在岗乡村医生3049人，其中大专及以上学历的占80.28%，取得执业助理医师（含乡村全科）及以上资格证书的占18.43%。

五市基层医疗机构人员结构基本情况如下。

银川市：医疗卫生服务机构工作人员共3779人，其中，城市社区服务机构2003人，乡镇卫生院1417人，乡村医生及卫生员359人。

固原市：基层工作人员2244人（专业技术人员1817人），其中聘用859人，执业医师和执业助理医师837人，注册护士454人，药剂师（士）363人，乡村医生1000人，有全科医师255人，中医医师130人。每千常住人口拥有基层卫生人员1.59名，城乡每万名居民拥有2.24名合格的全科医生。基层医疗卫生机构卫生人员占全市各级卫生人员总数比例达到21.6%，本科及以上学历卫生技术人员占基层卫生人员总数比例达到33.9%，政府办乡镇卫生院和社区卫生服务中心（站）卫生技术人员中拥有中级及以上职称人员占比分别达到13.6%、19.8%，乡村医生队伍中执业（助理）医师占比达到2.8%。

吴忠市：乡（镇）卫生院核定编制1186个，现实有人员1913名，其中在岗在编1136名，聘用777名，卫生专业技术人员1738名。其中高级职称181名，中级职称301名。执业医师（包括执业助理医师）490名，执业护士664名。全市设置519家村卫生室，现有卫生专业技术人员794名。基本建成机构设置较为合理、服务功能比较健全、人员素质较高、运行机制良好、监督管理日趋规范的基层医疗卫生服务体系，医疗卫生服务环境与质量明显改善。

石嘴山市：全市基层医疗卫生人员1186人，其中在编人员607人，聘用人员580人，中级以上职称298人，初级职称528人，无职称人员222

人。现有村医180人。

中卫市：全市社区卫生服务中心（站）、乡镇卫生院现有职工2084人，其中在编1209人，聘用人员875。专业技术人员1745人，占比83.73%。专业技术人员中高级职称171人，占比9.80%；中级职称323人，占比18.51%；初级职称及以下1251人，占比71.69%。453所标准化村卫生室配备在岗乡村医生676人。乡村医生中取得执业（执业助理）医师证的有30人，占比4.43%；取得乡村全科执业助理医师证的有105人，占比15.53%；取得乡村医生执业证的有541人。乡村医生中大专及以上学历539人，占比79.73%；中专学历109人，占比16.12%；高中及以下学历28人，占比4.14%。在编制资源使用上，凸显专技岗位建设，将空余事业编制向薄弱专科、重点专科、特需人才岗位倾斜，面向全国公开招聘。

（六）基层医疗卫生服务能力不断提升

宁夏连续十年实施基层中医药服务能力提升工程。截至2023年6月，宁夏所有的乡镇卫生院均能开展10项中医药适宜技术，60%的地级市、55%的县（区）成为全国基层中医药工作先进单位。2021年起，宁夏连续三年实施"千名医师下基层"活动，每年选1000名派驻队员，对口支援415家基层医疗卫生机构，组织开展"优质服务基层行"活动，推进乡镇卫生院、社区卫生服务中心"提档升级"。67家乡镇卫生院获国家级群众满意乡镇卫生院称号，4家社区卫生服务中心分别获全国百强和示范社区称号。

目前，宁夏实现城市医联体、县域医共体全覆盖，二级以上定点医疗机构门诊费用可实现网上跨省直接结算，县域内就诊率达到90%。近年来，宁夏持续调增城乡居民基础养老金、医保、低保标准，连续17年提高企业退休人员基本养老金、优抚对象抚恤补助标准，基本养老、失业、工伤保险参保人数分别增长0.9%、6.2%、8.5%。残疾人"两项补贴"惠及21.2万人。2023年一季度，基层医疗卫生机构诊疗达377.05万人次，与2022年第一季度相比，增长3.7%；出院1.62万人，与2022年第一季度相比，增长82%；社区卫生服务机构床位使用率14.93%，乡镇卫生院床位使用率39.21%，分别较2022年同期降低28.63%、增长47.41%。

二、宁夏基层医疗健康信息化发展面临的挑战

2023年8月，宁夏"互联网＋医疗健康"示范区建设顺利通过国家验收，同时，在示范区建设过程中，宁夏"互联网＋医疗健康"得到了中央和国务院的肯定与表扬，许多成功经验被其他省份借鉴参考。但是，宁夏医疗健康服务现代化和高质量发展仍存在诸多堵点和困境，尤其是基层医疗健康事业高质量发展面临诸多挑战和难题。

（一）数字化时代基层医疗现代化改革与乡土社会耦合的挑战

大数据时代的到来，使"互联网＋"、大数据、5G等与医疗健康服务融合应用日益普遍，以数据为纽带的算法革命，将个人、公共医疗卫生和网络信息链接起来，进入了数字化时代。"互联网＋医疗健康"服务正影响和改变着人类日常医疗健康行为和社会医疗卫生治理方式。基于宁夏经济社会发展相对薄弱、群众文化教育程度较低等实际情况，医疗健康事业的信息化、数字化、智能化面临突出的乡土耦合挑战。

1. 基层缺乏"云大物移智链边"[①] 医疗融合足够的认可度

实践中，绝大多数群众不知晓云计算、大数据、物联网、5G、区

---

① "云大物移智链边"是云计算、大数据、物联网、移动互联网、人工智能、区块链、边缘计算等先进数字科学技术的统称，不是单单指某一项技术。

块链等这些数据时代的新技术和新名词。但相较而言，多数医院管理者和医务人员已经认识到大数据时代的变革给医疗健康卫生事业带来的机遇。基于上述群众和医务人员的认知差距，在一定程度上反映出宁夏医疗健康数字化、现代化建设主体意识建设基础较为薄弱。其根本原因有以下几点。一是宁夏基层群众文化教育程度低。第七次全国人口普查数据显示，宁夏文盲率为4.04%，约2.9万人，每10万人中拥有大学文化程度的人口约1.7万人。历史经验证明，人的受教育程度越低，探索和接受新事物能力越弱，尤其是医疗健康服务在信息技术的加持下，更新迭代更快，群众文化教育程度越低，接受和利用能力越低，形成的数字鸿沟越深。二是基层医务人员文化教育程度相对较低、老龄化严重，对医疗健康信息化、数字化、智能化等"云大物移智链边"等新技术学习和运用能力跟不上时代和技术发展需求问题越来越突出。截至2022年底，宁夏中专以下学历卫生人员占比为20.32%，基层尤其乡村医生队伍中大专以下学历约占80.28%。三是实践舆论场中，诸如远程医疗、"互联网＋"、便携移动智能诊疗仪器等数字医疗成效的受益者属于"大多数沉默者"，加之，数字医疗应用和发展的传播方式较为单一且服务辐射的范围也较窄，从而导致基层群众对医疗健康现代化和数字化产生认知局限，并多数持怀疑和观望态度。

2. 顶层设计与基层实践的良性互动不够

宁夏及其五市在"互联网＋医疗健康"示范区建设的试验和创新过程中发布了60余项政策制度。这些制度对医疗健康信息化、数字化系统平台、服务模式等作出了规划、部署、安排，但是对基层医疗机构落实信息化、数字化、标准化建设要求就"互联网＋医疗健康"实现医疗健康信息数据互联互通预期目标、推动国家优质医疗资源如何实现下沉均无明确举措和制度安排。根本原因有以下几点。一是顶层设计缺乏制度前置和后期评估机制及落实监督标准。制度的规制策略和配置内容取决于基层社会发展的现实互动，制度制定事前、事中、事后调查和评估十分关键，是影响制度效益实现的关键。截至2023年底，宁夏仅有58.8%的乡镇卫生院和社区卫生服务中心达到国家标准，距离国家2025年实现乡村医疗数字化、智能化应用普及目标压力依然很大。2023年宁夏"互联网＋医疗健康"示范区验收报告显示，宁夏建成自治区一市一县一乡的"互联网＋医疗健康"服务体系，但由于各级顶层设计制度规划不够清晰、缺乏统一性标准和要求，建成平台和系统存在相应机构间平台和系统的联通共享设施和技术障碍。二是不同领域的顶层设计制度协同性不够，对社会医疗健康资源联动能力不足，"互联网＋医疗健康"示范区制度创新"要针对基层医疗工作特点和难点，部署和安排推动优质医疗资源下沉成效，建立与提升基层医疗改革相匹配的制度体系"，实践中，基层医疗机构信息化、数字化建设财政经费来源于县级财政拨付，这与中央"最大限度调动各方面力量推动地方和部门积极、主动、创造性"改革精神不符。实践中，除卫健、发改、医保外，其他相关业务关联单位对"互联网＋医疗健康"职责不仅制度上职责不够清晰，而且相关部门间业务联动和资源带动的积极性和配合度也不够高。如，在基层医疗卫生信息化建设中，全区22个县（区、市）卫健局均反映信息系统改造费、平台运维费等负担重，致使"互联网＋医疗健康"向基层延伸存在重重困难。

3. 数字医疗嵌入基层断层、点状化推进，服务链式尚未形成

基层医疗数字化、现代化建设呈点状化发展，体系化、链条化建设有待加强。目前，全区仅有6个县（区、市）配置了云巡诊车，虽然远程影像和会诊仅覆盖到县级医院，但是各县及乡镇医疗机构信息化建设由于经费、人力等投入和资源能力各不相同，建成的信息系统的联通链接能力不一。因此，在医疗卫生健康服务与区外平台、系统链接、信息共享开放等方面的水平差距极大。此外，宁夏广大农村地区和城市社区信息化、数字化、智能化等现代化、信息化服务体系建设也存在差距，诸如基建财政资金持续投入不够、各地资源和能力不均衡等问题，多数社区卫生服务站和村卫生室的智能化、数字化诊疗设施设备寥寥，且多为公益性捐赠。

（二）城乡医疗健康服务供给侧不平衡问题突出

随着工业化、城镇化的快速发展，宁夏城乡基层医疗健康卫生服务面向的群体人口结构、数量等产生较大差距。这一现实，不仅给政府基层医疗卫生资源布局、财政分配等体制机制建设带来极大挑战，也给基层群众享受基层医疗健康卫生服务带来一定的制度性、地域性选择难题。

1. 城市社区医疗服务对象规模大，人口基数大，分布密集，特别是流动人口问题突出，全周期人口医疗健康服务压力大、负担重

首先，城市社区医疗卫生机构数量不足，医务人员少，无法满足基层群众基本医疗健康卫生服务需求。截至2022年，全区城镇常住人口483万，占全区常住总人口的66.34%，全区530个城市社区设立社区卫生服务机构241个，社区卫生工作人员共计3549人，服务比每千人不足1名医务人员，社区医师日均负担诊疗达17.1人次，是全区医疗机构医师日均负担的2倍之多。

其次，流动人口服务压力大。宁夏五市城市社区医疗健康卫生服务面临的压力趋同。受到城镇化率和流动人口不断增长等冲击，城市基层医疗机构服务面临医务人员严重短缺、服务人口数量逐年增长等挑战。

以银川市为例，截至2022年底，城镇化率约81.44%，居全区之首，但基层医疗机构仅124家，工作人员2003人，服务的群体人口数量变化是：城市常住人口约243.7万，新增城镇就业20万人、农村劳动力转移就业35万人次以上，60岁以上老年人口约37万，可见社区医疗机构服务压力之大。此外，大量农村劳动力通过子女就业、上学等途径向城市转移，在户籍未变更的情况下，根据现有政策，乡村医疗卫生财政资金无法实现地域转移，城镇面临医疗卫生资金紧张、服务群体规模大、人口结构复杂等问题，而乡村医疗机构则面临病患资源减少、经费支出渠道少等难题。

2. 农村医疗服务群体规模较小，人口居住分散，群体结构相对简单，主要是"三八六一九九"为主，医疗资源布局和规划统筹难

目前，宁夏现有乡镇241个，其中，街道办事处48个，乡（镇）193个；行政村2265个。拥有乡镇卫生院205个，村卫生室2150个，基层卫生工作人员共计13473人，其中乡镇卫生院6875人，村卫生室乡村医生3049人。服务面向的农村人口数量约246.2万，与2015年相比，农村人口减少约54.48万；与2010年相比，农村人口减少约75.9万。然而，随着农村外出务工人数增多，宁夏乡村人口结构发生了显著变化，留守乡村人员主要集中在60岁以上老人、0-3岁婴幼儿及需要照顾老人和婴幼儿的妇女，这类群体医疗健康服务需求主要是老年病照护、婴幼儿疫苗接种和常见病服务等。但这些群体均属体弱特殊人群，对医务人员专业技术要求高，且风险较大。然而实践中，宁夏医疗健康服务能力最为薄弱的却是乡村。

3. 老龄化社会给城乡基层医疗卫生健康服务带来的压力日益增大

随着年龄增长，人的身体机能逐渐减退，因此，老年人的医疗健康

服务需求随着年龄的增长越来越多，尤其是一些重度失能老人健康照护需求会越来越多。根据宁夏现有医疗资源结构和医疗人才教育布局看，当前和未来老年人口医疗健康服务供给压力将越来越大，矛盾越来越突出，现有医疗健康服务体系的不健全、保障机制的不完善、城乡供给缺口越来越大等问题，将是宁夏老龄人口健康服务的重大挑战。宁夏现行老龄人口基层医疗健康体系存在的问题是：普惠养老服务体系尚未建立、城市社区养老健康服务功能不健全、生活照料和康复护理等刚需服务供给不足、农村养老医疗健康保障服务能力极弱、机构养老与家庭养老融合难等等。目前，20世纪60年代高峰期出生人口已进入老年阶段，统计数据显示，从"十四五"开始，我国60岁及以上老年人口迎来快速增长期。截至2022年底，宁夏60岁以上老年人口达104万，占常住人口的14.29%，比2020年增长了0.39%。据测算，到2025年，全区老年人口约119万，失能半失能老年人约13.29万人，其中失能老年人约1.07万人。宁夏回族自治区民政厅的统计数据显示，截至2020年底，宁夏全区登记养老机构168个、社区日间照料中心201个、农村老饭桌615个，养老机构床位数3.4万张，其中护理型床位1.24万张，护理型床位占比38%，但宁夏仅有1100多名在职养老护理员。显然，宁夏老年人群体医疗健康服务供给不足越来越严重。此外，老龄化也给基层基本医疗服务带来极大挑战，在老年人健康服务需求不断增加的同时，宁夏老龄医疗健康服务体系不健全、供给不足等矛盾越来越突出。截至2023年底，宁夏仅有13家医疗机构能够提供医养结合业务。老年健康服务、康养和医养需求增多，基层许多老年科室尚未建立，基层医疗机构高血压、糖尿病、慢性病等综合医养能力不足等问题突出。

（三）基层基本公共卫生服务基础依然薄弱

《中华人民共和国基本医疗卫生与健康促进法》明确了国家基本医疗卫生健康服务范畴，国家需要构建维护人体健康所必需、与经济社会发展水平相适应、公民可公平获得的，采用适宜药物、适宜技术、适宜设备提供的疾病预防、诊断、治疗、护理和康复等服务。但对于宁夏而言，仍需持续加强基层基本公共卫生服务建设。

1. 基本公共卫生服务机构总量不足

基本公共卫生服务根据法律要求由国家免费提供。目前宁夏基本公共卫生服务体系依然不够健全，人财物供给能力依然不足。截至2023年底，全区共有99个专业公共卫生机构，与2018年相比增建了10家，但仍然存在总量不足、覆盖面小、服务水平低等问题。2022年，中央编办下发《关于中国疾病预防控制中心等单位划转国家疾控管理局的批复》（中编办复字〔2022〕89号），2023年国务院办公厅发布《关于推动疾病预防控制事业高质量发展的指导意见》，这两个文件对国家、省、市、县疾控中心重组和职责作出明确要求，但是实际工作中，县级以下行政区域是疾病预防控制举措的着陆地，县级以上监督检查、检测干预作用发挥必须通过县级单位，造成基层负担较重、疲于应对上级指示的困境。

2. 基层公共卫生服务能力弱问题突出

宁夏基层公共卫生服务短板问题十分突出，随着工业化、城镇化建设加速，根据宁夏近20年人口增长趋势（见表5-1），以及宁夏基层公共卫生服务机构增长（见表5-2），显然二者存在很大差距，基层公共卫生服务供给存在严重不足，致使当前宁夏城乡基层医疗机构的公共卫生服务负担不断加重，公共卫生服务能力弱的问题越来越突出。但是，根据我国现行基层公共卫生服务体系机构框架来看，宁夏乡村公共卫生服务人力、资金、财物等投入十分少，基础十分薄弱。

表5-1　宁夏人口普查数据对比表

单位：人

	第七次普查（2020年）	第六次普查（2010年）	第五次普查（2000年）
常住人口	7202654	6301350	5486393
城镇人口（常住）	4678654	3022022	1780028
乡村人口（常住）	2524000	3279328	3706365

表5-2　宁夏公共卫生机构数据对比表

单位：个

	2022年	2021年	2020年	2015年	2000年
公共卫生机构	99	95	94	130	37
基层医疗机构	4277	4242	4247	3981	3854

3. 基层公共卫生数字化建设水平有待提升

公共卫生信息数据联通、公开、共享的效率对于公共卫生应急能力建设而言要求更高。虽然宁夏近年来"东数西算"发展取得显著成绩，但是相关产业与医疗健康数字化的关联度还不够高，融合还不够紧密。当下宁夏全区公共卫生机构数字化应用平台、各机构信息系统等建设和普及应用依然存在诸多短板和弱项。譬如，信息化和数字化基建投入不够、建成的信息系统和数字平台规范化和标准化有待增强、信息数据联通共享开放不够、法规政策等制度体系不完善等等问题，导致发生公共卫生突发事件时发现缺乏数据信息开放边界、数据信息联通共享安全保障边界不明确、平台和系统链接难等桎梏，影响和制约了公共卫生应急救援的实效。

（四）城乡基础医疗资源总量不足，服务能力弱化问题突出

1. 基层医疗人才输入激励政策多，但留人用人机制少

实践中，宁夏基层医疗人力资源向城市大医院集中现象十分突出，根本原因是基层缺乏留得住人、用得起人的政策制度机制。根据大多数乡镇卫生院和城市社区卫生服务中心负责人和工作人员反映，近年来，宁夏通过基层倾斜政策招聘的医务工作人员、定向培养的医学院校毕业生等举措，为基层输入了大量的医务人员，但是流失的基层医务人员也不少，多数因基层医疗卫生工作环境差、工资保障水平低、职业发展上升渠道单一等，向城市大医院流入，致使基层优质医疗资源紧缺，留不住人问题突出。

2. 城乡基层医疗机构服务能力弱问题依然突出

广大患者"千军万马"涌向城市三甲医院，根本原因在于：不信任基层医疗机构，认为基层医疗机构服务能力弱。这也是基层医疗机构缺乏优质医疗服务资源、医疗资源配置不合理、医疗服务供给能力弱的直接体现。基层医疗机构服务能力弱主要表现为：基层医疗机构科室不健全、先进技术更新升级不及时、服务覆盖辐射能力不足等。以慢性病为例，过去由于医院等级、医保政策等药物采购限制，使得基层医疗机构无采购进口、特效药资质和权限，大量基层群众只能到城市三甲医院获取见效快的药物，进而认可城市三甲医院服务质量。此外，由于城市医疗机构科室健全、检查设施设备齐全，能够为群众提供精细、全面、系统的检查诊断和诊疗服务，根据经济学"帕累托最优"理论①，患者在持

---

① 帕累托最优（Pareto Optimality），是指资源分配的一种理想状态，假定固有的一群人和可分配的资源，从一种分配状态到另一种分配状态的变化，在没有使任何人情况变坏的前提下，使得至少一个人变得更好。

续医疗行为选择过程中，会因治疗前期大量投入，而对后续服务持续性、连续性投入，进而习惯性趋向城市三甲医院就诊。显然，无论过去还是现在，基层医疗机构都不能达到城市三甲医院服务质效，导致患者少，只能依靠财政维持，很难通过服务大量患者产生经济收益来提升硬件服务设施并增强引人用人留人的人力资源队伍和保障机制建设。

3. 城乡社区和农村人力资源配置严重不足

实践中，社区和农村基层医疗资源严重不足，留下来的医务工作人员受到年龄、能力等限制，服务能力较弱，尤其是村卫生室医务人员日常工作以老年病、慢性病的探访服务和入户普查居民健康信息收集以及日常报表信息上报等为主，很难挤出时间和精力来锻炼和提升其诊疗诊断等服务能力。截至2023年底，宁夏共计有医疗机构4607个，其中基层医疗机构4277个；共有卫生人员74347人，其中基层医疗机构人员20863人，占比为28.06%。目前，全区共有3049名乡村医生，其中取得执业助理医师（含乡村全科医生）仅占18.43%；社区卫生服务人员3549人，高级职称仅占14.93%。有资质、服务能力较好的基层医务人员短缺，不仅是基层医疗卫生健康服务基础弱，更是基层群众医疗健康保障体系不健全的突出表现。

（五）乡村数字基础设施建设尚未全覆盖，数字医疗基础较弱

虽然总体而言，宁夏的城市化、数字化的现代化建设覆盖面和水平较高，但与医疗健康服务体系一样，城乡发展不均衡问题十分突出。尤其乡村数字化建设，其基础设施建设、设施设备配置、人力资源队伍等，相较城市而言严重滞后，这是宁夏基层医疗健康服务体系发展的短板，也是宁夏基层医疗健康数字化、现代化的短板。

1. 乡村数字医疗基建投入压力大，基础薄弱

虽然，近年来宁夏城乡医疗卫生信息化、数字化、智能化建设水平和能力不断提升，尤其是"互联网＋医疗健康"示范区建设以来，在弥合城乡发展差距方面下了很大力气和功夫，打通了区—市—县—乡—村服务数字通道。但是，由于宁夏基层医疗数字化基础弱，政府财政投入总量较大，负担较重，因此在基层尤其是乡村卫生室数字化建设投入较少，多数村卫生室只配置了一台电脑，连上网络就被视为搭上了"信息化、数字化"的直通车。显然这完全没有达到"互联网＋医疗健康"信息化、数字化、智能化预期。以财政资金投入为例，"十三五"期间，在医疗健康信息建设工程方面，宁夏完成改扩建县级综合医院20家、改扩建乡镇卫生院19所，累计投入资金10多个亿，22个县综合医院基本实现全覆盖，但对于103家乡镇卫生院而言，显然覆盖太小，且就包括县域在内的基层医疗健康服务体系而言，10亿的财政投资也是远远不够的。进入"十四五"，虽然宁夏加大基层医疗健康数字化政策和资金等的倾斜投入，但因基础较弱，财政负担巨大。

2. 乡村数字医疗辐射服务能力有限

在政策和市场预期层面，医疗健康数字化和现代化建设目标是建立更为高效、高质量的服务模式，但是实践的推进需要时间投入和人员磨合，以及持续的资源配置调整和升级完善。就目前建设水平而言，宁夏乡村医疗数字化服务辐射覆盖最为广泛的是信息化系统的普及应用，但对于开展远程医疗、远程诊断、远程治疗是远远不够的。目前宁夏乡村"互联网＋医疗健康"只能实现点状式分散化服务，辐射覆盖是有限的，不是所有的乡镇卫生院都具备现代化、数字化的基础设施，这也是宁夏乡村数字医疗发展建设的现实难题。

3. 乡村数字化医疗主体与时代和市场发展存在差距

数字乡村建设的主体是基层的广大群众，群众是数字乡村的推进者，也是数字乡村的建设者。实践中，乡村数字化和现代化建设不仅仅是基建数字化和现代化水平提升那么简单，更重要的是需实现物质和精神协同。乡村医疗数字化发展不仅需要群众数字化和现代化主体主观能力建设和意识觉醒，还要有医疗管理主体、医疗服务主体的数字化和现代化的体系性、系统性、整体性主观能动认识，推动乡村数字医疗持续性改造升级，也是宁夏乡村乃至全区基层医疗卫生健康服务数字化和现代化建设的难题和重点。

（六）县域医共体覆盖辐射不足、共同体有序就医格局尚未形成、链式服务体系不健全

县级医院是基层医疗健康服务体系链的顶层配置，为提高基层医疗健康服务水平，中央于2013年提出"医共体"概念。根据中央"医共体"政策安排，要以县级医院为依托，带动和提升基层医疗健康服务水平。但是，至今医共体历时10余年，宁夏各类医共体内医疗机构间紧密度依然不够、医共体内链式服务体系尚未建立，服务制度供给、服务体系不健全等问题依然突出。

1. 县域医共体服务辐射能力不足

据统计，2021年宁夏建立紧密型医共体的县（区、市）只有14个，仍有8个县（区、市）未纳入医共体建设行列。现有医共体根据相关政策制度要求，需在责任共同体、管理共同体、服务共同体、利益共同体四个维度提升紧密度建设，但实践中医共体建设仍存在诸多体制机制问题。如，患者转诊、信息互联互通、医防融合依然存在堵点和难点。还有，县域传统医疗健康服务功能不全，基层服务能力薄弱，以中医药服务为

例，宁夏仍有许多县无中医专科医院，一些综合医院中医科室服务能力也较弱。

2. 县域医共体内有序就医格局尚未形成

县域医共体内有序就医格局的形成，不仅需要国家和自治区制度激励和引导，更需要群众主观能动上主动积极实施分级诊疗。由于医共体有序就医格局尚未形成，分级诊疗体系推进太过缓慢，这与基层医疗机构与牵头医院人均收入差距大有必然关系。基层医疗机构（乡镇卫生院和社区卫生服务中心）存在的人才招聘引进难、留不住、发展慢等就是有力证据。

3. 县域为纽带的链式就诊服务格局尚未形成

现实中，基层群众普遍存在对基层医疗服务质量和能力怀疑，致使群众不论大病小病都涌向城市三甲医院就诊，导致宁夏基层医疗机构在落实和推进分级诊疗制度及建立健全基层医疗服务体系进程中存在资金投入较大的问题，导致工作机制落实推进缓慢。实践中，基层医疗机构和群众实施转诊及慢性病、老年病等康养服务政策落实过程中，因工作机制不顺畅，很难形成持续性、常态化、有效的服务机制和体系。根本原因是以县域医院为纽带，链接市到乡镇（社区医院）乃至村卫生室（社区卫生站）转诊、分诊机制不健全，便民利民度不高。

三、数字化时代宁夏基层医疗健康信息化发展思路

习近平总书记在考察中强调，"十四五"期间要坚持人民至上、生命至上，着力提高人民生活品质。继续深化医药卫生体制改革，增加医疗资源，优化区域城乡布局，做到大病不出省，一般病在市县解决，日

常疾病在基层解决，为人民健康提供可靠保障。

（一）从现代化和乡土耦合建设入手，强化基层医疗健康制度的开放性、多样化、体系化建设

中国式现代化进程的推进，离不开基层群众医疗健康的传统文化和乡土文化基因的影响。宁夏基层乡土社会的家族本位、熟人社会等理念对人的发展和经济社会发展影响非常严重，然而，随着城市城镇化和工业化进程的加快，现代化思想对乡土传统文化观念的冲击和影响也日益增大，乡土传统文化和发展模式正在不断解构，并且在互联网等信息技术的加持下，乡村群众的生活环境与交往行为模式也在不断演变，哪怕是偏远乡村的弱势老人、妇女、儿童也很难摆脱信息化、现代化进程对他们生活的影响。以手机普及率和上网规模为例，几乎乡村群众每人都有一部手机，且都能实现上网功能。我们应当正视和充分利用信息化、数字化对乡村现代化建设的影响，要在中国特有的乡土传统认知和现实的土壤上来实现和推进信息化与数字化，因为实现人、设施、产业等的渐进转化，是无法凭空完成的。因此，结合国家基层医疗政策特别是乡村医疗政策，我们需要运用基层医疗健康现代化逻辑，结合宁夏特点、城乡特点，正视和认识宁夏医疗现代化问题。

1. 从制度结构的包容开放出发，强化制度现代化建设思维能力

医疗卫生健康制度的现代化建设，需要在认知和理念上，先行树立现代化的开放性、包容性、革命性理念。因此，需要强化相关制度设计主体的现代化思维。一是正视和接纳现代化进程中医疗健康机制结构的多样化和不断解构趋向，如此才能在顶层设计和规划部署前，做到整合、区分城乡医疗卫生现代化的所有问题。二是承认和预设现代医疗体系和机制变革趋向的持续性和灵活性，方能在城乡医疗健康体制机制建构、

规划部署、制度规制上体现融合发展的稳定性。三是认知上要有努力达成或满足现代化医疗体系建构的结构弹性重点或需求，构建富有弹性的医疗健康现代化体系，化解医疗资源城市"中心化"和乡村"边缘化"问题，化解优质医疗资源"城市固化"，实现城乡医疗资源弹性流动。

2. 从工具性和价值理性双重叠加出发，深化顶层设计与基层互动的纽带机制建设

地方制度的建设，要从政策等规范性文件的工具与价值的理性叠加上，立足政策指导政府或组织的行为规制工具属性，强化制度对政府及其部门和医疗机构等组织实践指导的价值目标实现。从制度逻辑的建构上，首先，要建立健全制度制定前的调研、评估机制，并以调研和评估结论为依据，制定政策部署，这也是地方政府在制度确立前，通过调研观察、评估评价机制，实现国家政策核心价值目标、观念与基层实践获得互动，践行全过程人民民主的重要举措。建立健全医疗健康卫生改革和现代化建设的地方制度与基层良性互动，发挥地方制度的灵活性和"接地气"功能，深化落实党中央和国务院关于"制定符合基层医疗卫生工作发展和特点的制度"建设要求。其次，从制度工具和价值诉求上，针对基层医疗健康资源匮乏问题，强化基层"整合式"医疗健康卫生服务体系的制度配给和机制完善。宁夏五市落实中央医疗政策精神，化被动为主动，以基层实践的制度需求为导向，尤其是加强基层互联网、人工智能等信息技术普及应用的制度供给，着力打通"优质医疗资源向基层下沉"提质扩容工程建设，力促基层群众"有病治病"的被动医疗模式向主动进行"大健康管理"模式转变。

3. 从体系化、多元融合性的视角，强化城乡基层制度供给能力建设

制度供给是基层医疗卫生服务体系建设的重要内容，是基层医疗卫生健康事业发展的基础，结合基层实际，构建符合基层特点的制度体系是推动基层医疗卫生健康治理现代化的关键。长期以来，党和国家医疗卫生健康政策一直鼓励和引导地方增强制度的执行性和操作性建设。首先，要从制度体系的视角出发，弥合制度现代思维与基层实践执行力契合，以乡村医疗卫生健康制度建设为例，从中央乡村振兴相关政策到乡村医疗卫生服务制度，其核心都是"守底线、促进振兴、强保障"，因此，地方当以此为核心，围绕基层基本医疗服务和公共卫生薄弱环节，着重"兜底""夯基""提质"基层制度供给能力，这是制度思维与实践落地融合建设的关键，也是制度效益实践转化的必要前提。其次，要从制度的一体化视角出发，增强基层制度体系内部之间的融合与其他制度的包容吸收的能力。现代制度的开放性，要求基层医疗卫生制度的供给和配置具备包容、开放能力，这也是制度体系化建设的重要组成部分。因此，地方基层医疗卫生制度的供给，不但要避免制度间的冲突，充分发挥制度间的互动、融合、补强能力建设，同时还要从制度的开放视角出发，把握医疗制度与其他领域以及行业制度的连贯性、融合力、一体化建设。例如，紧密型医共体和医联体制度建设，不仅是民生制度体系化建设的重要组成，是医疗卫生服务体系化建设的关键，也是健康共同体建设的基础之一。

（二）从资源整合视角出发，加强城市社区医疗卫生健康体系供给链建设

随着工业化、城镇化的发展，城市人口规模不断扩大，增强城市基层医疗卫生健康服务体系建设是必然趋势和现实发展需求。现代城市是医疗服务资源富集地，高质量高水平的医疗机构、医务人员、基建设施等都优于甚至远超过乡村。但是，城市社区医疗资源供给不足也是当前

医疗卫生服务体系建设的薄弱环节。针对此问题建议从以下几方面入手。

1. 数字赋能，强化城市医疗资源联动建设

数字化、信息化打破了医疗资源服务时间与空间限制，将优质医疗资源从特定医疗场域解放出来，使其向更广场域辐射。城市社区医疗机构可以帮助社区居民借助数字化平台获取优质医疗资源，将优质医疗资源服务、先进医疗知识和技术传播到社区，进而带动城市医疗资源通过数字化平台有效流动，拓宽社区医疗服务链，提升社区医疗服务质量。因此，发展、发挥医疗信息数据联动力建设，为基层医疗卫生健康服务提质增效提供了可能，尤其是城市社区医疗卫生机构拥有较好数字化、信息化建设环境，无论从群众数字化素养，还是从资源数字化基建推进看，均有较好的基础。因此，打通城市社区医疗机构与城市优质医疗资源联动的数字化、信息化通道，便成为提升和增强基层医疗卫生健康服务质效的有效途径。

2. 精准定位，完善城市社区医疗卫生健康服务链

发挥、发展城市社区医疗机构的基本医疗卫生健康保障职能，关键、重点是健全和完善其基本服务链，从职能定位出发，强化城市社区医疗机构服务链建设，是"以人为本"医疗服务的根本导向。结合当前城市社区老龄化、流动人口递增、人口规模扩大化、人口结构复杂化等特征，强化城市社区基本职能建设，健全其服务链，是"保基础、兜底线"建设的重点和关键所在。因此，可以说健全城市社区医疗卫生健康服务链，是实现和保障人民群众基层医疗卫生健康服务需求的重点。中共中央办公厅、国务院办公厅印发的《关于进一步完善医疗卫生服务体系的意见》指出，健全、完善、优化基层医疗卫生服务流程，是数字医疗时代的根本使命，加快基层医疗卫生健康数字化建设，加强医疗健康平台、系统、

保障机制建设，是当前城市社区医疗卫生发展的重点内容，也是满足人民群众享受便捷、高效、优质医疗服务需求的根本导向。

3. 多元协同，整合式推进社区适老化资源融合发展

城市社区医疗机构目前面临的最大负担是老龄群体医疗健康服务，是基于老龄化加速，老年人出行难、老年病医疗健康服务常态化等的现实需求。目前和未来城市社区老年人生活、健康、出行等适老化建设需求越来越多，同时城市数字化、现代化建设与老龄化的隔阂也越来越突出，医疗健康服务单向输出模式显然无法满足和保障老年人医疗健康基本需求。当前，宁夏城市社区医疗卫生服务机构面临人力资源、基础设施、资金保障等投入不足，导致城市社区医疗服务机构老年服务人口基数大、负担重、服务能力和水平低等问题较为突出。因此，建议建立国家、社会、社区、家庭多元养老联动服务模式和机制，充分发挥15分钟城市完整社区资源带动作用，推动老龄医疗健康多元联动保障体系建设，联动民政、卫健、人社等公共资源，推进社区老年医疗健康服务协同高效发展。

（三）发挥数字凝聚力，推动基层公共卫生服务体系升级

城乡基层公共卫生服务机制的完善与建设，是实施健康中国建设的重要内容。党的十八大以来，国家更加重视基层公共卫生服务体系数字化建设，并取得了显著成效。大数据、人工智能、5G等信息技术向基层扩容应用，为城乡基层公共卫生服务体系现代化建设提供了良好的技术支撑。数字信息技术和公共卫生服务深度融合，促进了宁夏公共卫生事业的高质量发展。但我们也要看到，宁夏基层数字化基础薄弱，尤其文化程度低的人口占比大、老龄化日趋严重、医疗卫生数字化投入负担重、基层综合性医疗卫生人力资源短缺等问题突出，加强基层数字化公共卫生服务体系建设任重道远。

1. 强化城乡基层公共卫生服务应急系统数字化建设

基层公共卫生服务数字化应急系统是医疗卫生基础服务和应急管理建设的重要方面，其涉及的范围较为广泛，需要联合医疗、疾控、应急管理等各方协调处理。目前宁夏城乡基层突发公共卫生事件应急响应能力不足，公共卫生应急事件一般发生突然，要求快速反应、紧急处置，传统的处置方式容易滞后。为了快速提高基层公共卫生应急事件的反应速度，必须利用数字化的工具对应急系统进行改造，使数字化系统贯穿应急体系的方方面面，通过数字化系统的使用解决基层公共卫生应急响应能力不足的问题。

利用大数据、云平台、智能计算等工具对农村公共卫生应急处置的各个节点和流程进行完善，在应急事件监测分析、问题溯源、防控救治、资源调配等方面，利用数字化系统连贯对接，达到信息充分贯通。日常大量的数据来源于医疗机构（社区是卫生服务中心，农村是村镇医疗机构），发挥数字化平台链接作用，通过数字化发挥疾控、医疗机构与社区卫生服务中心（站）、乡镇卫生院、村（社区）卫生室等终端卫生站点的触角作用，及时对终端信息进行汇总统计，并按时上报应急管理平台。

2. 强化公共卫生应急平台数据分析能力建设

利用数字化平台对信息进行分析分类，这样卫生管理部门就能时刻了解卫生服务信息，及时采取新的服务方案和措施提升农村公共卫生应急系统的紧急处置能力和系统分析能力，最大限度发挥数字化公共卫生体系的作用。公共卫生应急事件在农村需要运用数字化应用系统对事件、问题、需求、措施成效等精准定位、总结分析，从而通过数字化应急系统对农村的人财物等资源精准配置。

　　尤其农村地区，由于村落分布较分散，地广人稀，其公共卫生数字化应急系统应急反应效率要求更高。因此，需因地制宜，适应农村公共卫生管理的需要，在物资储备、人员调配、医疗准备下足功夫。这就需要运用大数据、人工智能、云计算等数字技术建立农村突发公共卫生事件应急协同调度指挥平台，针对可能发生的应急事件开展动态情景推演，利用数字化系统模拟分析，预测各种类型的结果，形成应急反应预案。

　　特别是针对公共卫生传染病，要完善以防控为核心的城乡基层公共卫生数字化应急反应系统，积累数据，动态监测，细化流程管控，提高预测预警及分析报告能力。在应急反应方面，还要以大数据技术促进城市医院与社区卫生服务机构、乡村卫生服务机构之间的连接和配合，依托城市医疗机构的技术力量，以城市数字化技术为依托积极发展面向基层乃至偏远地区的数字化应急预警系统，依托预警系统对农村公共卫生应急事项提供专业技术支持，通过数字化系统提前分析和预警，进一步完善基层公共卫生数字化应急系统。

3.强化基层公共卫生数字化保障服务系统建设

　　基层公共卫生数字化保障服务系统是公共卫生建设不可缺失的部分。当前，城乡基层公共卫生保障有新合作医疗、医疗保险、大病统筹、疫苗接种、特殊人群服务、地方病预防等内容，建立保障系统是为了使这些保障的费用交付、补助、医疗处理及报销等制度和流程得以实现。公共卫生保障涉及家家户户，和每一个人都息息相关，特别是费用报销若不及时容易引起基层居民的情绪和不满。同时，基层公共卫生保障服务内容较为复杂，数据容易遗漏或缺失。

　　为了提高基层公共卫生保障系统运营的效率，必须通过数字化技术改善城乡公共卫生保障系统的整体架构。可使用数字化技术完善城乡公共卫生保障系统的前端接收,保障数据的完备和准确,利用智能计算加快中台处理和结果输出,对公共卫生保障体系的信息碎片进行整合,统筹城乡基层卫生保障体系的上下环节,建立数字化公共卫生保障系统的数据库,通过数据库对整个保障体系的综合情况进行调度分析,弥补管理缺陷,从而由内到外整体提升保障系统的运营效率,使每一位参加农村医保的居民都能通过数字化系统快速得到满意的服务。

基层公共卫生应急数字化系统必须能够与居民的终端接收装置相连,通过数字化系统及时了解城乡居民的医疗保障信息,及时向群众传达最新的公共卫生服务保障政策和变化,达到信息共享,使群众快速了解自己的公共卫生保障权利和义务。所以,目前要加快新型数字化保障系统建设,推动城乡基层公共卫生保障事业发展,改善整个基层公共卫生保障服务系统数字化管理功能。

（四）深化推动数字赋能作用,加强医疗资源调配整合作用

针对基层医疗卫生健康资源供给能力不足、服务水平低、功能弱化等问题,当充分应用"互联网+"、5G、大数据等信息技术,通过医疗卫生健康服务平台、远程医疗、人工智能等信息技术向基层扩容,向基层群众提供医疗卫生健康服务或产品,进而满足人民群众精细化、多样化、优质的医疗服务诉求。

1. 强化基层群众医疗健康素养培育

根据人的患病到康复的过程,基本流程是患病—就诊—治疗—支付—报销（含保险报销）—康复保健等但是,通常群众医疗健康服务主要集中在就诊和治疗环节,报销环节尤其是保险报销环节多数群众不涉及,后期康复保健乃至康养环节也常常被忽视。因此,实践中,无论城

市医疗机构还是基层医疗机构提供的服务均是零散、片段、不连续的。一方面容易造成城市医疗机构或者三甲医疗机构，其提供医疗健康服务更为优质、全面、高效的假象。城市医疗机构健全的诊断系统除了能够提供较为精良的诊断和精细的服务，也确实能够为患者提供更有针对性、效果佳、较全面的服务技术（药品），其实这些技术或药品也可以通过数字化平台向基层扩容。另一方面会给患者带来较大诊疗投入，因为其提供片段性、零散的诊疗服务，导致对城市医疗机构或医生缺乏长效监督。城市优质医疗机构或医生为规避短期诊疗风险，通过全面、系统的检查、检验筛选，以实现诊断的精准，但是也可能造成两种局面。一种是一些检查检验完全没有必要，也即医疗资源浪费，例如，检查检验排队问题严重，看病几分钟，检查检验几天现象常见。另一种是引起医疗机构和医生通过检查检验逐利。

因此，培育公众全链条式的医疗健康服务理念，理清健康保健、疾病诊疗、康养保障、保险报销等职能分工，一方面能够为群众培育全面、系统的医疗健康服务观，另一方面可提高群众健康服务是系统工程的认知理念。

2.加强城乡医疗机构数字化应用平台联通能力建设

加大智慧诊疗、复诊、电子处方、健康管理数据的标准化、规范化、制度化建设力度，是打通城市优质医疗资源向基层下沉的必要举措，是化解城乡数字化平台链接难的重要步骤。一是通过督导考评、评估监测、成熟度测试、奖惩制度等措施，推进各级医疗机构信息系统平台联通，化解系统平台对接技术障碍。二是推进现有医疗信息系统平台数据规范化标准化管理，严格推进国家卫生健康信息元数据标准落地，构建兼容国际 ISO/TS18308G 的患者（居民）诊疗（健康档案）数据集，不管系统新旧，改造兼容是关键，实现医院间、区域间、行政机构间数据标准统一化。三是全面推进病历（健康档案）信息标准化，突出首诊、基层（尤其是社区／乡镇）医疗机构病历（健康档案）标准化建设，通过病历（健康档案）标准化规范化督导和奖惩政策制度，全面落实《电子病历基本架构与数据标准》，确保分级分层诊疗、远程医疗信息数据联通无障碍。四是加大信息化成熟度评测，分类分步骤推进互联互通成熟度评测。基层信息化互联互通成熟度测试过关是基础，分类分层逐个实现互联互通是关键。

3. 通过信息系统一体化建设提升基层数智医疗质效

医疗数字化、智能化、一体化建设，需要在四个维度上下功夫。一是要打通"数据孤岛"，在安全的基础上，让数据"流动"起来，通过制度规范，明确各类主体数字医疗治理责任，明确数据开放、交易、交换的权限，确立罚则，夯实行政、机构、企业、个人数据开放、共享、保护责任，有效督促数字治理平台资源共享和联通。二是建立权能分离数据产权治理机制，加紧医疗数据产权和利益分配立法探索，建立企业和政府数据合规审查机制，明确数据附属的个人、企业、政府主体的所有权、使用权、收益权等权益结构、归属、行使与保护等的权限，提升政府数字治理能力。三是加强信息保护，防范数据滥用和化解安全风险，构建个体维权保护、行业自律、法治保障、智治支撑的数字医疗治理生态体系。四是坚持三个"不危害"的数据流通治理原则，即不危害国家安全利益，不损害企业商业利益，不侵犯个人信息安全。

（五）以县域医共体为纽带，提升乡村医疗卫生健康服务水平

医疗健康服务的重点是基层，面向的是广大群众，提升基层医疗机构健康守门人能力，是全民健康和健康宁夏目标实现的基础。夯实基层医疗卫生健康服务供给基础，是保障基础医疗服务和公共卫生服务双网兜底功能实现的必然要求。尤其是乡村，夯实以县域医共体为核心和纽带作用，是满足广大乡村群众医疗健康服务基本需求的保障，实现基层医疗、公共卫生、健康兜底功能。

1. 建立健全城市三级医院对口帮扶长效机制

根据中共中央办公厅、国务院办公厅印发的《关于进一步深化改革促进乡村医疗卫生服务体系健康发展的意见》和国家卫生健康委员会印发的《紧密型城市医疗集团建设试点工作方案》等政策制度要求，着力解决宁夏城乡医疗资源配置不均衡、乡村医疗卫生服务能力有限等问题，需要落实落细分级诊疗、基层首诊等制度，切实推动城乡医疗集团内部牵头医院和县域医共体等成员单位网格化合理布局。一方面提升县域医院与自治区范围内三级及以上医院协同能力和紧密度，为县域医院在疑难危重症诊疗和先进技术的推广应用上给予有力有效指导。另一方面自治区三级及以上医院能够通过县域医疗机构为其网格内居民提供疾病预防、诊断、治疗、营养、康复、护理、健康等一体化、连续性的医疗卫生健康服务。不但提升了县域内整体医疗服务能力和就诊率，巩固和拓宽"大病不出省、常见病不出县、一般病在基层"的就医格局，也进一步推动分级诊疗服务成效发挥和自治区—市级—县级医疗卫生健康资源与信息系统的整合，实现了管理、医疗、患者的有效联通。

2. 以乡村服务需求为导向，健全县级医院临床科室

根据目前宁夏乡村居民结构，老年人、妇女、儿童此三类群体居多，其中常见病需求是基础，不同群众医疗健康服务需求不同：对于老年人而言，高血压、糖尿病、关节炎等慢性病、老年病医疗健康服务需求较多；对于妇女而言，孕产服务和妇科疾病诊治需求较多，对于儿童，疫苗接种和发热咳嗽等呼吸系统常见病服务需求较多。因此，根据当前宁夏乡村群众医疗健康服务需求，强化县级医院以及乡镇卫生院老年病科、儿科、孕产科等专业科室建设，是健全和完善县域医共体服务体系的必然要求，也是落实乡村医疗卫生服务政策"守底线、促发展、强保障"的重要举措。此外，根据当前宁夏基层特别是乡村群众心脑血管疾病多发、呼吸和消化系统疾病常见等问题，强化县域医院心脑血管、呼吸、消化等重点科室建设，通过医联体、紧密型医疗集团等提升科室服务能力。最后，增强县域医院影像、病理、检验科室服务能力和硬件设施建设，通过标准化、远程技术指导等举措，提高县域检验检查服务能力，避免重复检查，有力推动基层检查检验认可政策落地。

3. 加强乡村数字医疗建设，推进县级智慧医疗功能实现

推动云计算、大数据、物联网、区块链、5G等新技术在县级及以下医疗机构的深度融合应用，畅通全面健康信息一体化平台，提升医疗健康数据互联互通共享率。优化人工智能辅助诊断体系，推广智能辅助诊疗应用和五级远程医疗服务体系建设。推动"基层检查＋上级诊断＋区域互认"诊疗模式健全和优化，加强电子病历、智慧服务、智慧管理的基层医疗机构智能化、信息化标准建设。推进全区二级及以上公立医院检查检验结果互认和"互联网＋护理"服务，实施责任制整体护理，拓宽乡村（社区）延续护理服务和家庭病床护理试点覆盖面。扩大城市医联体与县域医共体间高血压、糖尿病等慢性病药物治疗和管理的咨询服务覆盖面。

（六）立足乡村医生现状，把人才队伍建设摆在重要位置

乡村医疗卫生队伍是乡村居民健康的保障，也是乡村医疗卫生体系完善的基础。要从队伍壮大、教育培训、职业发展等层面入手，增强乡

村医疗卫生人力资源服务保障力。

1. 加强科学统筹，健全和完善人才引进与培养机制

一是建立基层医疗健康人才引进倾斜政策体系，放宽、做优人才引进条件和标准，充实基层医疗健康人才队伍，同时，实施本地基层户籍医疗健康人才定向订单培养培训等方式，解决人才"留不住"的问题。二是优化培养方式和途径，构建医学院校教育＋继续教育、医院定向培养＋培训、职业继续教育＋技能考核等多途径基层医疗人才培养体系，提升基层医务人员服务能力和水平。三是突出培养的实用性，结合基层基本医疗服务需求，注重对常见病、老年病、多发病以及全科医生培养，提高基层医务人员服务实用性。

2. 深化人事改革，构建科学合理的薪酬体制

一是建立人事控编动态调整机制，以辖区服务人口数量、工作量等变量为参考，科学核定和设置基层医疗机构编制与岗位，解决人才供给不足问题。二是加强基层医务人员职称评聘机制改革，以服务质量、数量和对象满意度为考评核心，拓宽基层医务人员职称评审考核路径。三是推进基层医务人员薪酬待遇统一管理，深化同工同酬、基层医生划入乡镇卫生系列编制等改革，解决临时工、合同工、基层医生待遇低、社会保险保障水平低等问题，提高基层医务人员职业认同感，化解其养老保障后顾之忧。

3. 加强基础设施建设，优化基层医务人员工作环境

一是加大基层医疗健康投入力度，增加基层医疗机构业务用房、硬件设施配置等投入，改善基层诊疗环境，优化设施设备配置升级，提高基层医疗机构标准化建设水平。二是加强基层信息化建设投入，结合数字基层、乡村振兴战略等，提高基层医疗机构信息化建设水平，推动基

层医疗健康服务科技融合度和利用率。三是切实落实中央基层减负要求，减少基层医疗机构填报报表负担，让基层医务人员集中精力提升业务能力。

4. 突出科技赋能，提高基层医务人员诊疗水平

根据中央和宁夏"互联网＋医疗健康"发展相关要求，推进"互联网＋"、大数据、人工智能、5G 等信息技术与基层医疗健康的深度融合应用，提高基层医疗健康服务水平，提升基层群众优质医疗服务资源的获得感。一是加强基层医疗机构信息联通建设，通过标准化建设，保障优质医疗服务资源通过远程医疗、教育等系统下沉到基层，提高业务协同效率、资源共享联通便利度。二是深化推进"医联体""集团医院"帮扶共建，构建自治区、市、县、乡（镇）卫生机构的远程诊疗、教学服务体系，提升基层医疗服务水平。三是加大基层人工智能辅助诊疗系统覆盖率，充分发挥人工智能辅助诊疗系统知识库、AI 库、数据库等专业化、标准化、科技化优势，化解基层医疗机构人才结构不合理、人员供给不足、服务技能和水平低等问题。

第二节　宁夏农村"互联网＋医疗健康"建设研究

习近平总书记指出"没有全面健康就没有全面小康"，"努力全方位全周期保障人民健康"。2018年，中央一号文件明确提出推进健康乡村建设。2019—2021年连续三年中央政府工作报告均提出加快发展"互联网＋医疗健康"，提高乡村医疗健康服务水平，充分反映党和国家对乡村医疗健康数字化和现代化发展的重视。健康乡村建设是推进健康中国战略和乡村振兴战略的重要基础，关乎占比超三分之一中国乡村人口生存生活生产发展的问题，是乡村群众实现共同富裕目标的基础保障。因此，以信息化为核心的农村"互联网＋医疗健康"事业发展，是推进农村医疗健康服务现代化建设的重要举措，是推进城乡医疗健康一体化、均衡发展的关键，也是广大人民群众共同富裕目标的重要内容，具有十分重要的现实意义。

2018年以来，在"互联网＋医疗健康"示范区建设带动下，宁夏的农村医疗卫生健康服务体系有了长足的发展，农民就医环境得到极大改善，医疗卫生服务水平有了极大提升，这些成绩的取得，得益于政策制度的强有力支撑，为宁夏"互联网＋医疗健康"产业快速布局和辐射全区农村医疗健康事业高质量发展提供保障。但宁夏农村"互联网＋医疗健康"与政策制度预期和群众日益增长的健康需求仍有差距，依然存在投入不足、服务能力薄弱等问题，亟待进一步优化资源配置，持续深化推进农村医疗卫生健康现代化治理体系和治理能力建设。

一、宁夏农村"互联网＋医疗健康"发展的现实基础

2018年7月，宁夏在银川市"互联网＋医疗健康"、中卫云大数据产业园医疗和信息技术发展基础上，成功获批全国首个"互联网＋医疗健康"示范区，同时成为全国继江苏、福建、山东等地第六个拥有国家健康医疗大数据中心和产业园的建设省区。宁夏"互联网＋医疗健康"示范区建设历时三年多，取得诸多示范性、可复制参考的经验和成绩。

在示范区建设带动下，宁夏5个地级市、22个市县（区）、195个乡镇、

2484个村的医疗卫生健康事业均有了长足发展，为250多万农村居民构建起较好的医疗健康服务体系，也为农村医疗健康服务数字化转型奠定良好的基础。

（一）农村"互联网＋医疗健康"体制机制不断完善

2018年7月以来，宁夏回族自治区党委、政府以推进"互联网＋医疗健康"示范区建设为契机，以便民惠民为根本目标，聚焦宁夏百姓看病就医的急难愁盼问题，尤其是农村地区医疗卫生健康服务体系建设和发展的短板问题，借力"互联网＋医疗健康"，把提升农村"互联网＋医疗健康"服务体系建设纳入惠民工程和医药卫生领域改革的重要内容，加强农村医疗卫生健康事业软硬件建设。全区及各市从政策倾斜、经费投入和服务环境改善三个层面入手，着力解决宁夏农村医疗卫生健康信息化程度低、人力资源匮乏、健康保障和服务水平低等问题，健全和完善了宁夏农村医疗健康服务体系，并有效提升了农村地区医疗健康服务能力和水平，提高了农村地区居民卫生健康保障水平。

1.加强农村医疗健康政策制度建设

据统计，2018年7月至2021年底，宁夏制定出台"互联网＋医疗健康"相关规章制度近60件，制定"互联网＋医疗健康"行业标准25项。这些政策制度有多个是全国首创，如，出台了全国首个"互联网＋医疗健康"示范区发展规划、首创医疗保险门诊大病互联网就诊报销制度、首创互联网医院监督标准等等。此外，这些政策制度都对宁夏农村医疗健康信息化、数字化发展提出要求。这些政策制度不仅为深化推动宁夏"互联网＋医疗健康"制度体系的建立和健全作出突出贡献，而且为宁夏实施从自治区到各地市、各部门医疗健康制度机制的不断优化和完善提供了制度支撑。在这些政策制度支持下，宁夏农村医疗健康制度机制建设做到了有规划、有方案、有清单、有步骤安排部署，同时这些政策制度在内容上规范了市场主体准入、业务范围、支付结算、审查监督的全流程全链条，为宁夏"互联网＋医疗健康"有序稳定推进奠定了坚实的制度基础。

根据国家医药卫生体制改革、乡村振兴战略、数字乡村等战略部署和工作要求，宁夏着力从健康扶贫、乡村数字化建设、乡村振兴、乡村医药卫生体制改革等层面入手，加快推动农村"互联网＋医疗健康"建设。

与此同时，宁夏及其各市紧密结合当前乡村医疗卫生健康服务发展实际，制定出台了一系列政策制度，如，农村卫生室、人员及其信息化标准化建设，基层智能诊疗系统配置率覆盖指标确定，乡村医生和家庭医生签约覆盖以及人员财政经费投入等制度。除此之外，宁夏各市根据中央分级诊疗制度、现代医院管理制度、全民医保制度、药品供应保障制度和综合监管制度五项基本医疗卫生改革和乡村医疗健康事业建设制度安排，持续推进健全并完善了宁夏农村"互联网＋医疗健康"制度体系建设。2019—2021年，制定印发了《宁夏基层医疗卫生机构实施基本药物制度暨推进基层卫生综合改革项目实施方案》《宁夏贫困地区健康促进三年攻坚行动与农村健康教育推进工作方案》《宁夏巩固拓展健康扶贫成果乡村振兴有效衔接的实施方案》等10余件旨在推动农村医疗健康服务质量和服务能力提升的制度，为全区农村"互联网＋医疗健康"建设提供了有力的制度支撑。

2. 农村医疗卫生健康财政经费不断增加

自2017年起，宁夏回族自治区政府财政关于医疗卫生支出经费每年都超过100亿，并逐年增加，持续加大加强基层卫生经费投入。据统计，"十三五"期间，宁夏累计投入4.6亿元用于推进基层医疗卫生机构标准化建设。截至2020年底，宁夏全区累计统筹资金15620万元，全部用于推动村卫生室等基层卫生服务场所标准化建设①。2019年，宁夏全区基本公共卫生服务项目补助标准人均为69元，2020年提升至74元。到2021年底，宁夏回族自治区政府卫生支出占卫生总费用构成比例为38.49%，比2018年的33%提升了5.49%。②2020年，宁夏城乡低保对象和重点优抚对象政府基本医疗保险补助金额为人均250元，到2023年底提升为380元，个人不缴费。2018—2023年期间，宁夏及下辖各市聚焦城乡医疗健康发展不均衡现实，着力强化农村"互联网＋医疗健康"基础设施建设、人才培养和引进、信息化建设等投入，打牢农村医疗健康事业高质量发展基础。

3. 农村医疗机构基础设施建设不断升级

2016—2023年期间，宁夏各级党委、政府持续加强农村医疗健康制度、经费、人力等的倾斜投入和支撑。当前宁夏农村医疗卫生健康基础设施得到极大改善，依托"互联网＋医疗健康"示范区建设，通过自治区各类信息化建设项目投入和各类社会捐赠增资建设等举措，农村医疗机构基本诊疗设备配置、信息基础设施配备、服务场所改建等都实现了改造升级。至2020年，自治区完成农村人居环境整治三年行动，建设卫生户厕10.5万户，改建乡村公路1200公里，建成特色小镇12个、美丽村庄100个；2021年，自治区建设重点小城镇12个、美丽村庄50个，20户以上自然村基本实现通硬化路。③

---

① 宁夏回族自治区卫生健康委员会：《宁夏回族自治区"十三五"推进基本公共服务均等化规划基本医疗卫生部分总结评估报告》，宁夏回族自治区卫生健康委员会官网 http://wsjkw.nx.gov.cn/zfxxgk_279/fdzdgknr/zdgkwj/202009/t20200922_2814256.html.
② 王维成：《2021年宁夏卫生健康事业改革发展报告》，载《宁夏社会发展报告（2022）》，宁夏人民出版社，2022年，第46-56页。
③ 《2022年宁夏回族自治区政府工作报告》，宁夏回族自治区人民政府官网 https://www.nx.gov.cn/zwxx_11337/wztt/202201/t20220127_3306646.html.

　　近年来，宁夏先后推进实施了农村基层远程会诊系统建设项目、村卫生室健康一体机和全科诊断仪配置项目等。到2018年底，宁夏基本实现了国家"一乡一院""一村一室"的设置标准。截至2021年底，全区乡镇卫生院基本配齐了彩超、数字影像、全自动生化分析仪等基本医疗设备，每个村卫生室均配备了全科诊断仪（见表5-3）。截至2023年底，宁夏初步形成了"基层检查＋上级诊断＋区域互认"分级诊疗模式。

表5-3　2011—2021年宁夏乡村卫生室建设情况

指标	2021年	2020年	2019年	2018年	2017年	2016年	2015年	2014年	2013年	2012年	2011年
村卫生室个数（个）	2172	2172	2173	2300	2301	2365	2453	2455	2461	2431	2527
村办的村卫生室个数（个）	787	787	825	818	707	721	774	769	853	876	882
乡镇卫生院设点的村卫生室个数（个）	536	630	514	467	411	345	340	363	219	181	139
联合办的村卫生室个数（个）		150	186	215	213	207	209	212	193	118	119
私人办的村卫生室个数（个）		268	346	472	641	757	777	843	1098	1163	1303
其他办的村卫生室个数（个）		337	302	328	329	335	353	268	98	93	84
设卫生室的村数占行政村总数（%）				96.2	100.0	100.0		100.0	100.0		

（二）农村"互联网＋医疗健康"服务网络信息基建不断优化

　　2013年以来，宁夏回族自治区党委和政府积极响应中央医疗卫生信息化建设号召，积极探索改善宁夏优质医疗资源匮乏、城乡发展不均衡的破解路径。探索建立和实施了远程医疗、医联体、集团医院等改革发展模式、探索推出多种推动优质医疗资源向基层下沉方式和举措，一定程度上缓解了宁夏农村地区医疗资源匮乏、百姓"看病贵、看病难"等问题，尤其是"互联网＋医疗健康"示范区建设以来，极大优化农村医疗卫生健康服务体系，拓宽了供给服务网络。

1. 农村医疗卫生机构信息化水平不断提升

2018年以来，宁夏及各市以建立健全基层医疗健康服务体系为核心，以信息化建设为重要手段，加强农村医疗卫生健康信息化建设，持续推进分级诊疗制度、基层首诊制度等制度，健全和完善基层医疗健康服务体系的作用力。与此同时，自治区及各市着力从分级诊疗服务体系、远程医疗服务体系、医联体、集团医院、医共体等服务机制的建设入手，强化各类服务机制对农村"互联网＋医疗健康"建设的支撑，也为县域、乡镇、农村三级医疗卫生健康服务体系和服务能力现代化建构了新型服务机制，极大提高了农村基本医疗卫生服务水平和健康保障能力。

近年来，自治区累计投入660万元用于推进基层医疗机构信息化、智能化基础设施建设，目前，基本实现村级卫生专网全覆盖、基层人工智能辅助诊疗系统基层全覆盖、居民健康档案管理、家庭医生签约、儿童免疫规划、120急救网络一体化等信息互联互通，有力提升了农村"互联网＋医疗健康"信息化、智能化、现代化水平。截至2021年底，宁夏广大农村地区医疗卫生服务体系基础形成以县医院为龙头、乡镇卫生院为中心枢纽、村卫生室兜底的基层三级医疗卫生服务网络体系。农村卫生室基本实现村村通网，农村居民健康档案基本实现信息化，电子病历规范率提高到96.45%，人工智能辅助诊疗系统在基层医院基本实现全覆盖，广大农村居民通过远程医疗服务体系、家庭医生签约、医联体等信息技术，实现"大病不出县、常见病多发病不出村"。

2. 优质医疗卫生资源和服务不断下沉

2018年以来，宁夏通过引进全国知名互联网企业，依托实体医院、互联网医疗企业自建等方式，加快推动宁夏互联网医院建设，并通过互联网医疗推动优质医疗资源下沉乡村。至2021年末，引进互联网企业100余家，74家互联网医院挂牌执业，在宁夏备案注册全国医师达6.7万名，"北上广"等地专家接诊5000多例，极大减轻宁夏现有执业医师（2021年底，宁夏拥有执业医师2.22万名）工作负荷，初步形成了"基层检查＋上级诊断＋区域互认"的分级诊疗模式。

2023年底，宁夏已实现国家、自治区、市、县、乡五级远程医疗服务体系全覆盖，"互联网＋医疗健康"一体化平台覆盖到40家医疗机构，远程诊断平台覆盖756家医疗机构。广大农村群众可以通过远程门诊、会诊、心电、超声、家庭医生签约等远程服务系统，享受到市级、省级乃至全国各地知名专家看病，基本实现小病不出村、大病不出县。此外，通过医疗集团、专科联盟、医共体、医联体等区域医疗资源整合模式，有效推动了宁夏二、三级医院医疗资源向乡镇、农村地区下沉，有力实现以城市带动农村医疗卫生服务水平和服务能力的全面提升，为广大农村患者在家门口享受优质医疗资源提供便利渠道。

3. 农村医疗卫生人员业务能力不断提升

自2011年起，宁夏采取免费订单定向培养的方式，增强乡村医生供给持续性和年轻化建设力度。截至2023年底，宁夏累计定向培养乡村医生723人，455名乡村医生参加了线上线下结合培训项目，极大提升了乡村医生医疗健康服务能力。截至2023年6月，宁夏全区基层医疗卫生机构共有各类人员13473人：乡镇卫生院共有各类人员6875人，其中专业技术人员6040人，占87.85%，高级职称占9.88%，本科及以上学历占

24.62%；社区卫生服务机构共有各类人员3549人，其中专业技术人员3230人，占91.01%，高级职称占14.98%，本科及以上学历占54.55%；村卫生室在岗乡村医生3049人，大专及以上学历占80.28%，取得执业助理医师（含乡村全科）及以上资格证书的占18.43%。自2017年起，宁夏全区县级以上公立医院、妇幼保健、疾病控制中心和卫生监督机构的高、中级职称人员，必须有在基层工作经历才能评聘晋升。同时，宁夏连续5年开展"千名医师下基层"对口支援活动，全区每年选派1000名城市医院中级以上专业人员到基层医疗机构执业服务，极大地提升了基层医疗机构服务能力。此外自治区卫生健康委员会通过科技赋能手段，针对基层医疗机构医务人员业务能力弱等问题，打造了医疗知识库、医疗 AI 库、医疗数据库等学习系统平台，形成"科技＋服务＋治理"医疗服务体系，提升了基层医疗人员健康服务水平。

（三）农村"互联网＋医疗健康"保障水平不断提升

1. 制度上消除城乡居民医保待遇不公平和不均衡问题

早在2011年宁夏就完成了城镇居民医保和新型农村合作医疗制度整合，实现了城乡居民基本医疗保险制度全覆盖。宁夏自2010年试点推进城乡居民医保制度整合以来，对城乡居民参保范围、政策标准、基金管理、服务流程、组织管理、信息档案等作出了详细制度部署和安排，至2020年宁夏城乡居民基本医疗保险推行"一制一档"，在制度上实现了城乡居民医保待遇权利平等和服务均等化。

2018年以来，自治区党委和政府出台一系列规范"互联网＋医疗健康"发展的法规、政策等制度，并根据国家乡村振兴战略、医药卫生支付改革等制度安排，出台了《关于制定第一批"互联网"医疗服务项目试行价格和医保支付政策的通知》《"互联网＋"医疗服务医保支付管理办法》等一系列"互联网＋医疗健康"医保服务制度，银川市率先制定并发布了《银川市医疗保险门诊大病互联网医院管理服务办法（试行）》《银川市互联网医院医疗保险个人账户及门诊统筹管理办法（试行）》，为广大城乡居民在线支付和医保统筹提供制度保障和支付依据，极大促进和便利群众结算报销。

2.扩大和提高农村居民医保支付范围与金额

2011年至今，历时10余年宁夏持续深化推进医保制度改革。目前，宁夏城乡居民医保发展从量的积累阶段向质的提升发展，改变了过去覆盖面小、保障水平低的局面。当前宁夏农村广大居民在医疗健康供给体系上基本实现了"有医有药"，建立起了有层次、种类多、覆盖面广的医疗健康服务体系。城乡居民医保参保缴费金额从2011年的50元提升到2023年的380元，城乡特困人群医保参保资助金额由2011年的27元增加至2023年的380元。医保覆盖面不断扩大，实现了从门诊保障、住院保障、大病医疗保险三大类普遍覆盖，以及特殊人群和特别病种的补充保障体系，极大减轻农民就医负担，提升居民医疗保障水平。医保支付报销比例从2013年的55%和65%，提高到2020年的60%和70%，门诊大病医保报销比例从35%提升至60%，支付最高限额为2万元（除肾透析、苯丙酮尿症外），住院费用从起付标准以上部分的报销比例分为三档次，最高限额13万元，大病医疗保险起付标准从2013年农村居民上一年度人均年收入为依据确定为6000元，报销比例不得低于50%，到2020年宁夏五市根据不同地区确定起付不同标准，最低为8500元，最高为10000元，报销比例统一确定不低于60%。2023年3月1日施行的《宁夏回族自治区医疗救助办法》，对符合救助条件的困难对象，依据规定的方式、程序和标准应保尽保。

2018年以来，宁夏及下辖各市加强"互联网＋医疗健康"医保支付制度的优化和完善，着力构建"医＋药＋险＋养"多级联动的"互联网＋医疗健康"服务和保障体系建设，实现了线上问诊、复诊、药品配送等统一审核支付报销流程。同时，根据中央互联网药品销售监管制度，开展"线上药品回扣行为"专项检查活动、"过度用药"检查等活动，加强行政监管，进一步提高城乡居民"互联网＋医疗健康"诊疗服务质量和安全保障水平。

3. 农村医疗卫生健康服务智能化不断提升

自治区以"互联网＋医疗健康"示范区建设为契机，通过加强乡村医疗卫生机构人工智能辅助诊疗系统的配置、基层门诊病历规范化标准化、常见病慢性病老年病等基层首诊制度等举措，有效化解了农村地区医疗服务体系不健全、服务水平和质量低、居民健康保障能力弱等问题。尤其是解决了农村药店药品种类品目少、检查检验设备不足等困难。截至2021年底，宁夏全区投放了26台云巡诊车和580个云巡诊包，配备了血压计、心电图机、彩超仪、大生化分析仪、尿液分析仪等检查检验设备，能够提供 B 超、心电等7大项53小项基本检查检验，通过定期巡诊满足农民健康检查和体检需求；各村卫生室均配置的人工智能辅助诊疗系统能够帮助基层医务人员对66种常见病、多发病实现准确诊断。

宁夏回族自治区从基本公共卫生服务经费中分拨出部分经费，用于家庭医生签约服务，为广大居民提供慢性病、常见病、老年病等健康随访、上门诊疗、用药指导等服务，同时，利用远程医疗体系、互联网诊疗服务等协助与上级医疗机构实现实时互动、线上诊疗等便捷就医服务。

二、宁夏农村"互联网＋医疗健康"发展问题

（一）农村医疗健康服务依然较为薄弱

宁夏广大农村地区医疗健康人力资源、技术设施等严重匮乏，导致农村地区的医疗机构长期面临疾病筛查技术能力低、诊断能力弱、治疗水平和质量低等困境。据统计，2021年宁夏253万乡村人口中每万人拥有医生或卫生员0.3名；乡镇卫生院205个，村卫生室2172个，占全区医疗机构总数的47.48%，但年度出院人数仅占全区年均5.16%。即便"互联网＋医疗健康"业务向乡村辐射，在农村医疗机构体制机制、设施设备、人力物力等诸多方面建设投入加大和改善的同时，基层医疗卫生设施设备、医疗技术技能等体系仍不健全，与城市医疗机构仍然存在较大差距。

国家基本公共卫生服务涵盖了14个方面的城乡基层居民公共卫生服务项目[1]，但是，由于宁夏农村经济发展、地理条件等限制，在农村地区很难得到全面落实，农村医疗卫生机构配置、设施设备配置、医务人员配置等依然存在很大缺口，甚至到县级医院也存在人员、硬件设施、药品物资等紧缺的问题。村卫生室的乡村医生一人管数千人健康信息档案，负责数千糖尿病、高血压等病患健康数据监测在农村是普遍现象。

虽然在科技创新技术基础上已经实现了智能辅助诊疗和患者健康信息数据自动采集，但这些工作也需要医务人员投入辅助推动。此外，基于宁夏经济发展状况和财政负荷能力，宁夏农村信息化建设资金缺口也

---

[1] 张灿强、龙文军：《农村医疗卫生服务与健康乡村建设》，转引自王鸿春、曹义恒主编《健康城市蓝皮书：中国健康城市建设研究报告（2020）》，社会科学文献出版社，2020年，第104页。

较大，新技术、新科技有效赋能基层医疗服务依然存在技术和资金缺口。因此，通过数据赋能基层医务人员提升业务能力，显然还需要很长时间和大量的经费投入。

（二）优质医疗资源下沉农村通道不顺畅

打通优质医疗资源下沉基层的通道，不仅要求互联网医疗、智慧医疗、远程医疗等区域信息化程度较高，还要实现各类信息系统平台对接顺畅无障碍。通常医疗机构横向信息共享需要覆盖到17个功能。2021年，国家卫生健康委员会调查发现，全国仅有15.66%的机构能做到7-10个系统使用，2020年智慧医院HIC500强宁夏无一家医院入选。宁夏有100余家互联网医疗企业，80%以上的企业提供的信息系统标准、规范和流程都是不统一的，意味着这些企业承建的医疗机构信息系统技术和应用标准联通也存在一定的障碍，而实现联通对接，需要经过技术和标准统一化处理。

然而，目前全区共计4574个医疗机构，包括医疗信息人员在内的管理人员仅有2887人，其中专业医疗信息管理人员寥寥无几，医疗信息技术复合型人才紧缺，严重影响医疗卫生机构信息标准化建设，致使宁夏医疗卫生机构信息成熟度推进缓慢，优质医疗资源垂直下沉技术和操作难题多。另外，全区102家二级以上医院，仅37家建成互联网医院，22个县（区），仅13个县（区）配备智能诊疗系统，一方面是因为信息化投入资金和人力缺口大，另一方面也是因为实体医院信息化推进跟不上时代发展步伐，医疗健康现代化治理体系和治理能力水平较低。

对于广大农村地区而言，通过"互联网＋医疗健康"实现家门口享受优质医疗服务资源渠道只有村卫生室和智能云巡诊车，然而宁夏乡村医生到2021年配置率仅为1.49∶1。再加上县级医院优质医疗资源紧缺，向农村辐射服务推进缓慢，通过"互联网＋医疗健康"实施北上广优质医疗资源下沉农村，全区仍有很多农村地区不能实现。对于宁夏优质资源下沉农村同样也困难重重，化解广大农村居民"看病难看病贵"任务依然艰巨，依然需要持续深入推动农村医疗卫生信息化、智能化建设。

"互联网＋医疗健康"医疗信息数据联通是关键，对于农村地区而言，仍需要在制度、资金、人力、技术等方面加强加大投入，仍需持续推动各地各级医疗卫生机构信息管理系统、远程医疗平台、全民健康信息平台、互联网医疗服务监管平台等建设和改造，以实现医疗信息联通。宁夏医疗信息化发展了20余年，示范区建设3年多来，虽然自治区—市—县（区）—乡—村五级医疗信息专网初步建成，但全面联通还存在人力、技术等诸多难题。

（三）农村药品供给不足问题解决难

对于基层公立医疗机构而言，药物配售除线上线下自身问题和隐患外，还存在国家制度限制。此外，宁夏长期面临基层药店规模小、药品少、执业药师短缺，和群众"购药远、购药贵、购药安全"问题，加上，医保基层支付不顺畅、处方流转在宁夏大部分地区不顺畅等现实，药品、医疗器械供应下沉依然存在技术、制度等诸多难题。

2018年，国务院办公厅印发《关于促进"互联网＋医疗健康"发展的意见》（国办发〔2018〕26号），明确允许医疗机构发展互联网医院，支持探索医疗机构处方与药品零售信息共享，探索放开院外处方和第三方配送，打通在线问诊、处方、药品配送到家全流程。[①] 截至2020年9月底，银川市投入资金1000万元，成立了银川处方审核流转中心，实现了与54

---

① 姜骁桐、傅孟元、管晓东、乔家俊：《互联网医院药品供应及保障》，转引自《互联网医院蓝皮书（2021）》，社会科学文献出版社，2021年，第95页。

家药店、6家市属医院和5台自助机处方信息互联互通，可见此种政府主导建设流转平台资金投入非常庞大。对于广大农村地区而言，牵涉到物流联通、药品配送专业化、设施设备投入等，在人力、资金、技术建设和投入等全面、综合、系统的部署建设方面还需漫长的时间。

同时，实现宁夏广大农村地区药品可及性、安全性、有效性，除了需要从制度、技术、人力等方面解决农村药品储备、供应、流通、监管等诸多问题外，还需要解决国家药品供应制度在基层授权和权限审核等问题。因此，国家层面法律法规等制度规制的体系的完善，以及基层药品供应相关审查制度机制的完善等，仍需国家和地方持续加强基层药品供应制度保障体系的完善和优化。

（四）农村居民互联网医疗认可度不高

长期以来，普通百姓的"小病不治、大病上大医院治"和找"大医生""名医"的就医观念，不仅催化城乡医疗资源分布不均，而且造成基层医疗机构"健康守门人"功能弱化。2011—2020年间，除2019年，宁夏200多个乡镇卫生院年均诊疗人次均低于600万，仅占全区年均门诊诊疗人次的15%。2018—2023年，全区村卫生室由2300个缩减为2150个，村卫生室每年总诊疗人次由431.50万降低至343.48万，除了农村居民经济收入水平提升、交通便利等因素驱动居民有能力向城市医院就诊聚集，与农村居民对乡村基层医疗服务能力和水平形成不认可、不信任、不满意也有着密切的关系，这种就医观念和现实情况严重影响各市通过医联体、分级诊疗、基层分流等"互联网＋医疗健康"提升乡村医疗健康服务水平的布局和实施。

目前，宁夏城乡居民"互联网＋医疗健康"认知和接受存在很大的差距，一方面，广大农村居民对"互联网＋医疗健康"知晓度不是很高；

另一方面，农村居民对智能诊疗服务尚处于免费体验新鲜期，对于远程诊疗、家庭医生签约服务、互联网诊疗等接受度普遍不高。同时，现实案例中接受互联网医疗服务的居民多受限于诊疗经济压力，少数还需医疗机构技术联通和实际落实程序上的审批等特殊程序启动，受到政策倾斜和绿色通道照顾才能实现，因此，远程医疗等互联网医疗在技术和应用上依然无法实现普遍推广。对互联网医疗服务质量和能力认知偏差和不信任，一定程度上也导致了农村卫生室和乡镇等基层医疗机构先进智能设备空置非常严重，智能云诊车使用率也不高。同样，分级、分类诊疗制度在基层实施效果不够理想，广大农村居民对分级、分类诊疗制度了解不够，存在认知误区，致使城市医疗机构病患拥堵而农村群众看病难矛盾长期不能得到解决。

（五）农村老年人口医疗健康保障问题严峻

第七次全国人口普查数据显示，2020年，宁夏乡村人口数量为252.40万，占宁夏总人口的35.04%。宁夏人口流动年龄结构特征十分显著，其中60岁以上人口占流动人口比例为12.79%（农村占比更高）。结合近年来宁夏农村老年人留守问题越来越严重，农村老龄化问题越来越多，对于宁夏农村医疗健康服务体系建设来说，负担正在加重。加上长期以来农村的基本养老保障和医疗保障水平较低，未来宁夏农村地区老年人医疗健康保障问题将越来越严峻。同样，这对于农村卫生室和乡村医生而言，其未来老年病、慢性病等日常工作的负荷和压力与日俱增，这是乡村医疗卫生健康服务体系建设的重大挑战。

另外，宁夏中南部山区农村医疗卫生健康服务在机构配备、医护人员配置等仍存在很大缺口，城乡和区域发展不均衡问题依然严重。截至2020年6月底，宁夏基层医疗卫生机构标准化建设累计投入4.6亿元，基于农村人口数量多，医疗卫生服务起步晚、底子薄，乡村医疗机构诊疗设备、信息化建设、技术力量、服务水平等方面仍然存在很大不足。这对于广大农村地区的妇幼、老年人、多发病和慢性病人群与病患而言，目前的医疗卫生健康服务能力和水平仍然不能满足他们的健康需求。因此必须加快加强农村"互联网＋医疗健康"服务建设，通过科技赋能弥合城乡发展差距。

三、宁夏农村"互联网＋医疗健康"建设建议

"互联网＋医疗健康"核心目标是实现医疗卫生健康服务均衡发展，关键是通过技术应用手段打破优质医疗资源和病患城市集中，化解城乡发展不平衡。因此，打破优质医疗服务资源区域限制，提升农村医疗卫生健康服务水平，需要从政策制度、科技创新、技术推广等层面入手，打通优质医疗服务资源向基层、向农村下沉通道；与此同时也需要从农村信息化建设、医疗卫生服务能力、居民新科技应用能力提升等层面下功夫，系统全面地改善农村医疗卫生健康服务环境，提升农村居民医疗卫生健康获得感。

深化推动乡村医疗健康事业高质量发展，不能囿于乡村，应从统筹城乡发展的国家战略高度出发，以制度效能转化为突破口，以数字技术为抓手，以县域医共体为纽带，从人力、技术、服务等融合出发，围绕分级诊疗、医共（联）体、公共卫生防控等重点领域纵深推进农村医疗健康事业高质量发展。

（一）制定符合乡村特点的医疗健康制度体系

1. 从制度上着力打破单一供给局面

一是在建立和健全乡村医疗健康制度体系过程中，激活乡村医疗市场各类资源和要素，繁荣乡村医疗、医药、医保服务市场，推动乡村医疗健康服务体系向多元化、精细化、优质化、高效化发展。二是制定满足乡村群众高效、多元、精细医疗健康服务需求的制度规制体系，推动政府主导、社会参与的多元乡村医疗供给市场发展。三是构建城乡弹性互动发展格局，打破医疗资源"城市固化"的旧态，确保城乡医疗资源互动交流落地落细，深化落实健康帮扶、下乡支医等政策，改变当下医疗资源城市"中心化"、乡村"边缘化"的现状。

2. 制定接地气的乡村医疗政策制度

针对当前乡村优质医疗健康资源不足、人员队伍不稳定等问题，从固本培元入手，立足乡医和乡民诉求，提质、扩容两手抓，提升农村医疗服务体系以及乡村医生队伍服务能力和水平，扩大农村医疗健康资源输入力量和服务质量。

3. 推动乡村医疗制度效能转化

宁夏及各市改变农村医疗健康政策制度服务倾向，扭转乡村医疗健康制度建设还在"兜底""夯基"上下功夫的建设思路，推动诸如紧密型医共体、医联体、集团医院等实效考核制度机制，助力乡村医疗优质均衡的制度效能转化。

（二）发挥数字聚能作用，丰富乡村医疗健康供给元素

1. 打通上下数据流通、平台链接通道

采取督导考评、评估监测、成熟度测试、奖惩等措施，推动各级医疗机构信息系统平台标准化建设，化解系统平台对接技术障碍。构建兼

容国际 ISO/TS18308G 标准的患者（居民）诊疗（健康档案）数据集，实现医院间、区域间、行政机构间平台、数据标准化、统一化、规范化运行。突出首诊、乡村（尤其是社区／乡镇）医疗机构病历（健康档案）标准化建设，通过督导和奖惩，全面落实国家《电子病历基本架构与数据标准》，确保分级分层诊疗、远程医疗信息数据联通无障碍。

2. 夯实乡村医疗机构信息化成熟度评测

各级各类医药卫生行政监管单位和部门实施分类分步骤推进系统平台互联互通成熟度评测，落实市—县—乡三级信息化成熟度检测评估、监督，打通医疗机构间信息链接通道、跨区域优质医疗资源向乡村输入通道。

3. 加快城乡医疗数字化、智能化、一体化体系建设

打破"数据孤岛"、打破城乡边界、行政区划，建构省域一体化、城乡一体化连续协同、富有韧性的宁夏数字医疗服务体系，满足乡村群众获取公平、可及、优质的医疗服务需求。

（三）发挥县域医共体纽带作用，提升乡村医疗健康服务水平

1. 加强县级医院向上的资源联动能力建设

一是强化县级医院与自治区三级及以上医院业务间协同建设，使县级医院在疑难危重症诊疗和先进技术的推广应用上获得区级和市级医院的指导。二是自治区三级及以上医院通过"传帮带""输血式"服务，为乡村群众提供疾病预防、诊断、治疗、营养、康复、护理、保健等一体化、长期性的医疗健康服务，实现"大病不出省、常见病不出县、小病在乡村"。三是推动分级诊疗在县域、乡镇落地，化解城市三甲医院"看病难、看病贵"难题，助力自治区—市级—县级医疗健康信息和资源在县级有效联通，最大限度节约医疗成本。

2. 加强乡村老年、儿童、妇产等科室建设

强化县级医院以及乡镇卫生院老年医学科、妇产科、儿科、康复科、重急症医学科等科室建设，建立健全基层医疗服务体系。围绕"患者为中心"的发展理念，着力推动宁夏乡村医疗服务体系的优化和完善工程建设，结合乡村居民居住结构特征和"候鸟式"半城市化半乡村的生产生活特点，构建符合新型乡村医疗健康的服务体系和服务模式。

3. 夯实县域医共体信息技术支撑体系

一是提升县域医院影像、病理、检验检查质量和水平，通过互联网信息技术实现省、市、县医疗机构的检查互认，优化"乡村检查＋上级诊断＋区域互认"诊疗模式。二是发挥县级医院与乡镇、街道等医疗机构的信息联通作用，让90%以上的多发病、常见病在县域内解决。

（四）建构符合乡镇医务职业发展的体制机制

1. 强化定向订单培养、定向培训、定期培育等机制建设

从乡村医务人员培育、引进、培养、发展等环节入手，深化推动医学院校高等教育＋继续教育、医院定向培养＋职业培训、职业继续教育＋技能考核等多途径培养模式，确保乡村医疗人才引得进、留得住。

2. 厚植乡村医疗人才培育、成长、发展沃土

结合当前宁夏乡镇卫生院临聘人员较多特点，建立乡村医疗人才实践培训基地，同工同酬，稳定乡镇卫生院人才队伍。目前宁夏绝大多数乡村医生来自农村，尤其是村卫生室的医务人员，多数来自其所在行政村，并有一定的土地，因此可以在乡医县管县聘、同工同酬制度基础上，鼓励师带徒等人才培养模式，确保乡村医生后继有人，稳定乡村医生队伍。

3. 推动乡村医疗人才向技术上拿得出手、业务上靠得住方向发展

积极推动新技术和传统诊疗业务融合发展，鼓励乡镇及以下医务人员学习新技术、新业务，建立乡村诊疗经验积累、新技术和传统诊疗业务融合发展的考核、考评机制，让乡村医务人员在通过信息技术获取的优质医疗资源指导下完成病患诊疗，实现乡村医生技术上拿得出手，业务上靠得住，筑牢乡村健康发展的基础。

（五）处理好乡村医疗资源布局和供给

1. 探索传统医药回归乡村路径

积极扭转乡村医疗服务的乡土性剥离局面，尽快化解传统中医诊疗、中草药等在乡村中逐渐消失的问题，从乡土入手，带动村民对乡村医疗传承、中医药回归乡村等的心理认同。加大乡村中医药传承的挖掘和开发应用，健全和完善中医药的预防、诊疗、保险报销等制度，增强医生的乡土文化属性。

2. 加大乡村群众全链条式的医疗健康服务观念培育

加强健康保健、疾病诊疗、康养保障、保险报销等医疗健康服务理念的宣传教育，培育群众全面、系统就医观，树立全链条式健康保健消费观。

3. 结合乡村百姓需求，构建符合乡村发展的医疗服务体系

积极推动乡村医疗健康改革，构建满足乡村群众和乡村经济社会发展需求的医疗服务体系，建设乡村"小而美""小而优"特色优长专科服务，实现乡村医疗改革目标、满足乡村群众发展需求、促进乡村医疗可持续发展。

第三节　宁夏乡村医疗健康现代化实践及其进阶建议

前面提到，信息化是现代化的关键。纵向看，宁夏城乡医疗健康发展不均衡问题较为突出。我们从县—乡（镇）—村的乡村医疗健康服务体系现代化发展出发，提出健全和完善乡村医疗健康服务体系。乡村医疗健康服务是基层医疗卫生服务的重要组成部分，基层医疗卫生服务体系建设是党和国家推进分级诊疗、医联体建设、公共卫生防控等医疗卫生服务体系的重要阵地，是国家和地方"保基本、强基层、建机制"医疗卫生改革的着力点和突破口。保障我国人口基数较大的乡村人口医疗健康事业现代化，是当前全面建成社会主义现代化强国的重要内容。新时代新征程，宁夏深化推进乡村医疗健康现代化建设，是贯彻落实乡村振兴战略、全面建设中国式现代化建设的重要内容。依据党和国家关于乡村医疗健康现代化制度部署和安排，以及乡村医疗健康事业现代化发展的理论及制度，结合宁夏实际，深入剖析宁夏乡村医疗健康现代化发展实践状态和短板弱项，对推动宁夏乡村医疗健康事业高质量发展具有十分重要的现实意义。

近年来，宁夏各级政府始终高度重视乡村卫生健康服务的发展，推动乡村医疗健康服务现代化建设，着力推动中国式乡村医疗卫生健康服务体系和服务能力建设。党的二十大提出的"坚持农业农村优先发展""人的全面发展""健康中国战略"等建设要求，为我国乡村基层医疗健康服务现代化发展提供了指引，即应从系统整合观念出发，系统部署、系统推进乡村医疗健康现代化发展，强化乡村医疗健康服务体系在基层医疗服务网络中的地位，优化乡村医疗卫生资源和服务队伍的整体性结构，推进城乡医疗卫生服务均衡发展。我国已开启全面建设社会主义现代化国家新征程，系统总结宁夏乡村医疗卫生服务现代化的实践成就与历史经验，探索这些重大成就背后的理念和服务模式等演变与发展逻辑，不仅能为宁夏实现党和国家第二个百年奋斗目标提供强有力的支撑，还能够为我国医疗卫生服务体系和服务能力高质量发展贡献宁夏经验与宁夏智慧。

一、我国乡村医疗健康现代化的理论与制度面向

乡村医疗健康现代化是解决城乡发展不均衡、补齐乡村发展短板的重要举措，是中国式现代化进程中"人的全面发展"和"健康中国战略"建设理论与实践的有机结合。认识我国乡村医疗健康现代化，需厘清乡村现代化与乡村医疗健康现代化的逻辑关联，从学理和制度的逻辑层面分析建构，从实践的机理中总结乡村医疗健康现代化建设诉求。

（一）乡村医疗健康现代化概念的厘清

在英语里，"现代化"是一个动态的名词 modernization，意为 to make modern，即"成为现代的"之意。modern 这个词作为表示时间概念的形容词，在普通英文词典里解作 of the present or recent times，原意为"现世（代）"或"（代）"。近代西方史学对人类文明史最粗略的基本分期法是三段式的：古代的（ancient）、中世纪的（medieval）、现代的（modern）。modern times 一词大致是指从公元1500年左右一直到现今的历史时期。此外，modern 在英语里还有另外一含义，即"时新的"（new，up-to-date）与"时尚的"（newfashioned）意思。由此引申，"现代"（modern times）有"新时代"的含义。关于"现代化"的解释，学界有多种释义，罗荣渠教授在归纳社会学家、经济学家、历史学家、政治学家等不同流派的"现代化"观点，认为现代化是工业革命以来，工业主义渗透到政治、文化、经济等各个领域的改革发展的历史过程，是多层次、多阶段、包罗丰富的。①马克思认为，现代化是任何国家必然经历的过程，现代化的本质在于它是以人的自由和全面发展为依归的一种价值取向和理性追求，现代化引导下的人类文明与社会发展的历史进程。党的二十大报告明确指出："在新中国成立特别是改革开放以来长期探索和实践基础上，经过十八大以来的理论和实践上的创新突破，我们党成功推进和拓展了中国式现代化。"②"中国式现代化"概念自此正式确立。

党的二十大报告指出"中国式现代化是人口规模巨大的现代化、全体人民共同富裕的现代化、物质文明和精神文明相协调的现代化、人与自然和谐共生的现代化"，仔细推敲上述这四项"中国式现代化"的内容，均与医疗健康息息相关，所以，我国医疗健康事业现代化是中国式现代化建设重要内容，没有健康就没有现代化。因此，党的二十大报告在关于推进健康中国建设中明确指出，"把保障人民健康放在优先发展的战略位置，完善人民健康促进政策"。同时，习近平总书记在党的二十大报告中明确指出："全面建设社会主义现代化国家，最艰巨最繁重的任务仍然在农村。"并提出了"提高基层防病治病和健康管理能力"的要求。

综上所述，乡村医疗健康现代化是中国式现代化的重要内容，中国

---

① 罗荣渠：《现代化新论：中国的现代化之路》，华东师范大学出版社，2013年，第13页。
② 习近平：《高举中国特色社会主义伟大旗帜 为全面建设社会主义现代化国家而团结奋斗——在中国共产党第二十次全国代表大会上的报告》，人民出版社，2022年，第22页。

式现代化为乡村医疗健康现代化指明了方向。只有把"建成健康中国"和"人的全面发展"思想始终贯穿于乡村医疗健康现代化建设，才能探索出符合我国乡村实际和乡村群众需求的乡村医疗发展之路。

（二）乡村现代化与乡村医疗健康现代化的逻辑关联

习近平总书记指出："一个国家走向现代化，既要遵循现代化的一般规律，更要符合本国实际，具有本国特色。"[①]我国作为东方大国，具有悠久的农耕历史、广阔的农业种植面积和占全国人口总数三分之一多的农业人口。乡村现代化具有中国式现代化建设的重要地位，是中国式现代化的重要组成部分，是党中央基于城乡不同社会结构，遵循乡村发展规律，结合乡村实际、乡村特点，针对乡村发展短板、弱项多等现状，对乡村在中国式现代化进程中做出的正确定位。

"农业现代化、农民现代化、农村现代化"是乡村现代化的有机组成。[②]进入21世纪，乡村经济社会衰退引起党和国家的高度重视，在全面脱贫攻坚取得胜利后，党和国家提出乡村振兴战略。贯彻落实乡村振兴战略过程中，健康乡村建设、提高乡村居民民生保障水平，是推动实现乡村振兴的重要任务。中共中央、国务院印发的《关于全面推进乡村振兴加快农业农村现代化的意见》明确提出了"全面推进健康乡村建设"[③]要求。从发展动力来看，乡村现代化包含了外在动力和内生动力两种，乡村居民的健康是乡村主体的现代化内容之一，因此，乡村医疗健康现代化是乡村现代化的内在动力的重要组成，也是乡村现代化建设的

---

① 中共中央宣传部：《习近平新时代中国特色社会主义思想学习纲要》，人民出版社，2023年，第58页。
② 刘默：《乡村仍是中国式现代化主战场——访中国人民大学经济学院刘守英教授》，载《中国经济报告》，2017年第12期，第48页。
③ 中共中央国务院：《关于全面推进乡村振兴加快农业农村现代化的意见》中央人民政府网，（2021-2-21）［2023-8-19］.https://www.gov.cn/zhengce/2021-02/21/content_5588098.htm.

基础。

中国式现代化，是以人民为中心的现代化，是追求公平和可持续的现代化。现阶段，随着我国经济社会的整体发展，乡村发展弱势越来越明显。党的二十大报告明确指出："促进优质医疗资源扩容和区域均衡布局，提高基层防病治病和健康管理能力。"乡村作为基层组织的重要组成部分，加快乡村医疗健康保障体系现代化建设，是化解乡村医疗资源匮乏、看病难、看病贵等问题，推进乡村振兴和乡村现代化建设的重要内容。

（三）我国乡村医疗健康现代化理论面向

现有关于乡村医疗健康现代化研究，有从外部要素介入，提出乡村医疗发展须与其所嵌入的制度、文化、结构相适应[1]。也有从县、乡、村三级医疗机构的组织内部结构要素，提出组织联盟理论[2]。还有基于医疗服务体系的特殊性和复杂性，提出建构具有新时代中国乡村特色医疗生态系统理论[3]。本书认为，根据前述现代化概念学理梳理，乡村医疗健康现代化是关于乡村医疗健康系统、多层次、体系性的改革和发展过程。依据中国式现代化的本质、特征、要求等出发来看，乡村医疗健康现代化建设，关键在于构建符合中国乡村医疗发展规律、满足乡村群众医疗管理和服务需求、符合乡村医疗特点的理论。结合人民的主体地位、发展的改革创新要求、共同体的价值目标等中国式现代化建设要求。乡村医疗健康现代化理论需建立以人民群众医疗健康诉求为核心以提升乡村

---

[1] 顾昕：《公共财政转型与政府医疗投入机制的改革》，载《社会科学研究》，2019 年第 2 期，第 146 页。
[2] 孙树学、蒋晓庆、李维昊、刘钰：《松散型医联体赋能基层医疗服务体系——组织竞合、政策激励与动态能力提升》，载《公共管理学报》，2021 年第 3 期，第 139 页。
[3] 张亮、邢怡青、马希望：《基层医疗卫生体系现代化的理论逻辑、历史演进与未来进路》，载《社会科学研究》，2023 年第 4 期，第 112 页。

医疗健康服务能力和服务质量为目标，为乡村振兴和乡村现代化建设提供路径探索。

同时，我国乡村有着悠久农耕历史，积累和形成了特有的乡土中国的乡村发展理论，但是随着城镇化、工业化、信息化发展和冲击，乡村人口结构、产业发展、利益诉求、观念认知等等也产生颠覆性的变革和影响。乡村医疗健康现代化理论需根植于乡村"乡土性"，还要结合时代发展，从其发展转型面临"乡土性"与"现代性"的经济、文化、价值、场域等变革考察入手，理清工业化、城镇化、信息化的现代化变革脉络和历程。因此，本章从乡村主体现代化、体制机制、发展状态三个层面展开，结合乡村实际，基于乡村医疗的信息化、科技化发展实况，从供需链现代化结构和发展现状入手，分析乡村医疗健康现代化面临的挑战和未来进阶路径。

（四）我国乡村医疗健康现代化制度演进

党的十八大以来，以习近平同志为核心的党中央坚持以人民为中心的发展思想，提出"健康中国2030纲要"和"2035远景目标纲要"[①]。党的十九大报告明确将农村现代化与工业化、信息化、城镇化并列写入，从制度上承认"农业、农村、农民"现代化同等重要。2019年8月，中共中央、国务院印发《"健康中国2030"规划纲要》（以下简称《纲要》），指出："健康是促进人的全面发展的必然要求，是经济社会发展的基础条件。实现国民健康长寿，是国家富强、民族振兴的重要标志，也是全国各族人民的共同期盼。"将健康摆在优先发展的战略位置，并明确提

---

① 健康中国2030纲要是指《"健康中国2030"规划纲要》，2035远景目标是指《中华人民共和国国民经济和社会发展第十四个五年规划和2035年远景目标纲要》对远景目标规划的内容。

出"以基层为重点，加强农村和城市社区卫生与健康工作，增强基层防病治病能力，维护基本医疗卫生服务的公益性，逐步缩小城乡、地区、人群间基本健康服务和健康水平的差异，推动健康领域基本公共服务均等化，实现全民健康覆盖，促进健康公平。"《纲要》明确了加强乡村医疗建设重要性、价值和目标。同时，2018—2021年连续四年中央一号文件均对"全面推进健康乡村建设"提出明确发展要求。2022年9月，中央全面深化改革委员会第二十七次会议审议通过了《关于进一步深化改革促进乡村医疗卫生体系健康发展的意见》，会上习近平总书记强调："健全适应乡村特点、优质高效的乡村医疗卫生体系，让广大农民群众能够就近获得更加公平可及、系统连续的医疗卫生服务，公平可及、系统连续。"乡村医疗卫生服务是乡村群众健康的基本保障，乡村群众健康水平是保障乡村振兴发展的根本，乡村医疗健康事业发展是健康中国的重要组成部分，也是推进乡村振兴和现代化建设的基础。

在健康扶贫政策制度实施后，我国县乡村医疗卫生机构实现全覆盖，在追求"一个都不能少"的健康扶贫路上，乡村留守老人、留守儿童和留守妇女、低收入人群、分散供养特困人群、残疾人等的健康权益在制度层面得到保障。2018年，国家卫生健康委制定印发了《关于促进互联网＋医疗健康发展的意见》，提出推进远程医疗、互联网医疗等服务体系建设，让互联网医疗服务向乡镇卫生院和村卫生室辐射延伸，提升乡村医疗服务能力和效率。2020年6月1日实施的《中华人民共和国基本医疗卫生与健康促进法》，对健康乡村建设和乡村医疗健康现代化建设作出明确规范，提出了建立健全更加完善的"法治保障"要求。2021年6月1日实施的《中华人民共和国乡村振兴促进法》对农村医疗卫生等乡村民生公共社会事业发展提出资源和制度倾斜的规范要求，指出要建立健全乡村公共服务体系的数字化、智能化等治理体系和治理能力现代化。上述一系列法律政策和规范的落实，将推动我国乡村医疗服务体系不断完善，服务能力不断提升。

二、宁夏乡村医疗健康现代化发展现状

2018年7月，宁夏依据银川市互联网医疗发展基础、中卫云大数据产业园建设成效，以及医疗和信息技术发展现实基础，成功获批建设全国首个"互联网＋医疗健康"示范区，同时成为全国继江苏、福建、山东等地第六个国家健康医疗大数据中心和产业园建设省区，自此，宁夏乡村医疗健康事业现代化进入快速发展期。

自宁夏"互联网＋医疗健康"示范区建设以来，宁夏5个地级市、22个市县（区）、242个乡镇、2177个行政村的乡村医疗健康服务体系和服务结构发生了翻天覆地的变化，245万乡村居民医疗健康服务环境也有了根本改变，群众医疗健康获得感、便捷度得到极大提升。

（一）乡村医疗健康现代化的制度供给

十八大以来，宁夏回族自治区党委、政府深入推进健康宁夏战略、乡村振兴战略、数字乡村战略、健康乡村等建设，持续加强基层医疗健康公共服务体系建设，聚焦宁夏百姓看病就医急难愁盼问题，尤其是乡村地区医疗健康短板问题，借力"互联网＋医疗健康"示范区、乡村全面振兴样板区等建设，将乡村医疗健康服务信息化建设纳入惠民工程，持续推进卫生健康领域改革，不断强化基层医疗卫生服务机构软硬件建设。主要从制度倾斜、经费投入、服务环境改善三个层面入手，致力补齐宁夏乡村医疗健康信息化程度低、医疗服务资源匮乏、健康保障水平

低等发展短板，为提高基层医疗健康服务能力、改善乡村地区居民医疗卫生环境增强科技支撑。

1. 建立和健全乡村医疗健康信息数字化制度支撑体系

近年来，宁夏深化乡村医疗健康信息化建设，制定出台"互联网 + 医疗健康"相关规章制度近60件，制定"互联网 + 医疗健康"行业标准25项，其中多项制度实现全国"首创"。在制度上为宁夏城乡医疗健康信息化发展提供支撑，同时为切实提高乡村医疗健康服务能力和水平，着力从制度上加强乡村建设倾斜照顾，制定了《自治区卫生健康委员会办公室关于贯彻落实基层卫生健康便民惠民服务举措的通知》《全区落实县域巡回医疗和派驻服务工作实施方案》等政策制度，制度的基层靶向性、针对性不断增强。

根据中央乡村振兴战略、数字乡村建设等中央战略工作精神要求，宁夏乡村医疗健康事业从健康扶贫、乡村信息化、健康乡村、乡村振兴等信息化数字化建设入手，结合宁夏乡村医疗健康服务体系和发展实际，出台了一系列关于乡村卫生室、医务人员、设施设备等标准化建设制度，明确了基层智能诊疗系统配置率、乡村医生和家庭医生签约覆盖率、医疗队伍结构、财政经费投入等具体发展目标设定。同时，宁夏根据国家分级诊疗制度、现代医院管理制度、全民医保制度、药品供应保障制度和综合监管制度等"三医协同"改革发展制度要求，针对宁夏乡村医疗健康发展现实，在2019—2021年间，制定发布了《宁夏基层医疗健康机构实施基本药物制度暨推进基层卫生综合改革项目实施方案》《宁夏贫困地区健康促进三年攻坚行动与乡村健康教育推进工作方案》《宁夏巩固拓展健康扶贫成果乡村振兴有效衔接的实施方案》等10余件，为全面推进乡村医疗健康现代化发展奠定良好的制度基础。

2. 不断加大乡村医疗健康财政经费投入力度

结合宁夏乡村医疗卫生建设基础弱、服务能力和水平低等现实，各级政府持续加大加强基层卫生经费投入，"十三五"期间，宁夏累计投入4.6亿元用于加快基层医疗健康机构标准化建设。截至2020年底，宁夏共计统筹资金15620万元，全部用于新建标准化村卫生室等基层卫生服务场所①。2019年，宁夏基本卫生服务项目补助标准人均为69元，到2020年提升为74元。到2022年，宁夏城乡低保对象和重点优抚对象政府基本医疗保险补助标准提高至每人每月650元，每人每年5520元。这些投入极大改善宁夏乡村居民医疗健康服务保障能力，宁夏乡村医疗健康软硬件服务环境得到极大改善，乡村医疗健康基础设施设备配置、医疗人才培养和引进、信息化建设等更新和发展进入快速发展期。

3. 强化乡村医疗健康基础设施建设

根据中央和国务院健康乡村建设要求，宁夏加强加大对乡村医疗健康服务基础设施设备的配置投入，依托"互联网＋医疗健康"示范区建设，充分发挥中央和地方乡村扶持项目、各类社会公益慈善等项目支撑作用力，积极推进乡村医疗机构基本诊疗设备配置改造更新。先后组织实施了乡村基层远程会诊系统建设项目、村卫生室健康一体机和全科诊断仪配置项目等提升行动。到2018年末，宁夏基本实现了国家"一乡一院""一村一室"②的设置标准③，到2020年底，宁夏全面完成乡村人居环

---

① 宁夏回族自治区卫生健康委员会：《宁夏回族自治区"十三五"推进基本公共服务均等化规划基本医疗健康部分总结评估报告》，宁夏回族自治区卫生健康委员会官网，http://wsjkw.nx.gov.cn/zfxxgk_279/fdzdgknr/zdgkwj/202009/t20200922_2814256.html.
② 一乡一院是指一个乡镇拥有一所卫生院，一村一室是指一个行政村拥有一所卫生室。
③ 宁夏回族自治区卫生健康委员会：《补短板强弱项着力推进基层医疗健康机构标准化建设》，宁夏回族自治区卫生健康委员会官网.http://wsjkw.nx.gov.cn/xwzx_279/gzdt_46361/201906/t20190611_2809927.html.

境整治三年行动，建设卫生户厕10.5万户，改建乡村公路1200公里，建成特色小镇12个、美丽村庄100个[①]。到2021年底，宁夏建设重点小城镇12个、美丽村庄50个，20户以上自然村基本通了硬化路。[②]截至2021年底，宁夏乡镇卫生院基本配备了彩超、数字影像、全自动生化分析仪等基本医疗设备，每个村卫生室均配备了全科诊断仪，乡村缺医、缺药、缺设备的短板得到极大改善。

（二）乡村医疗健康现代化的服务能力建设

2013年以来，自治区党委和政府积极响应中央和国家医疗健康事业信息化建设号召，积极探索改善宁夏优质医疗资源匮乏路径，探索推进了远程医疗、医联体、集团医院、医共体等发展模式，摸索出多条推动优质医疗资源向基层下沉的路径，一定程度上缓解了宁夏乡村医疗资源匮乏、百姓"看病贵、看病难"等问题，乡村医疗健康供给服务网络建设进入快速发展期。

1. 乡村医疗健康机构信息化水平提升

据统计，2018—2021年，宁夏在推进基层医疗机构信息化、智能化建设累计投入660万元。目前，基本实现村级卫生专网全覆盖、基层人工智能辅助诊疗系统全覆盖、居民健康档案管理、家庭医生签约、儿童免疫规划、120急救网络一体化等信息互联互通，乡村医疗健康服务信息化、智能化、现代化水平实现全面提速提档。截至2021年末，宁夏乡村医疗健康服务体系基础形成了以县医院为龙头、乡镇卫生院为中心枢纽、村卫生室兜底的基层三级医疗健康服务网络体系。乡村卫生室基本

[①]《2021年宁夏回族自治区政府工作报告》，宁夏回族自治区人民政府官网 https://www.nx.gov.cn/zzsl/xh/hy/202102/t20210208_2595951.html.

[②]《2022年宁夏回族自治区政府工作报告》，宁夏回族自治区人民政府官网 https://www.nx.gov.cn/zwxx_11337/wztt/202201/t20220127_3306646.html.

实现村村通网，乡村居民健康档案实现全面信息化，电子病历规范率提高到96.45%，人工智能辅助诊疗系统在基层医院基本实现全覆盖，广大乡村居民通过远程医疗服务体系、家庭医生签约、医联体等信息技术，正逐步实现"大病不出县、常见病多发病不出村"的就医环境。

2. 优质医疗健康资源和服务乡村下沉实践

2018年以来，宁夏通过引进全国知名互联网企业，依托实体医院，建立互联网医院，带动优质医疗资源和服务下沉乡村。截至2023年底，引进全国知名互联网企业100余家，近100家互联网医院挂牌执业，在宁夏备案注册全国医师数量逐年上涨，北上广等地专家接诊案例逐年增加，极大减轻宁夏现有执业医师工作负荷，初步形成了"基层检查＋上级诊断＋区域互认"的现代化分级诊疗模式。

截至2021年底，宁夏已实现国家、自治区、市、县、乡五级远程医疗服务体系全覆盖。广大乡村群众可以通过远程门诊、会诊、影像、心电、超声、家庭医生签约等远程服务系统等"互联网＋医疗健康"服务系统平台，享受到市级、省级乃至全国各地知名专家的诊疗服务。通过医疗集团、专科联盟、医共体、城乡一体化等服务网络，推动宁夏二、三级医院医疗资源向广大乡村地区下沉，有力实现以城市带动乡村医疗健康服务能力提升，给广大乡村患者在家门口享受优质医疗资源提供便利渠道，进一步提升了乡村医疗健康保障力。

3. 乡村医生健康服务能力提升实践

自2011年起，宁夏采取免费订单定向培养的方式培养乡村医生，出台了《关于改革完善全科医生培养与使用激励机制的实施方案》，建立全区统一规范的全科医生培养制度，采取转岗培训和定向等方式加快全科医生培养。通过"订单定向招聘"方式，累计为乡镇卫生院招聘、选拔2000多名医疗卫生专业技术人员。

（三）乡村医疗健康现代化的保障体系建设

1. 制度上消除城乡居民医保待遇不公平和不均衡

早在2011年宁夏就完成了城镇居民医保和新型乡村合作医疗制度整合，实到2021年宁夏城乡居民参保基本实现全覆盖。宁夏自2010年试点推进城乡居民医保制度整合以来，对城乡居民参保范围、政策标准、基金管理、服务流程、组织管理、信息档案等作出了详细制度探索，至2020年宁夏城乡居民基本医疗保险推行"一制一档"，在制度上实现了城乡居民医保待遇权利平等和服务均等化。

2018年以来，宁夏出台一系列"互联网＋医疗健康"发展制度，并根据国家乡村振兴、医保支付改革等制度，制定出台了《关于制定第一批"互联网"医疗服务项目试行价格和医保支付政策的通知》《关于落实"互联网＋"医疗服务价格和医保支付政策的通知》①等一系列"互联网＋医疗健康"医保服务政策、制度。银川市率先制定了《银川市医疗保险门诊大病互联网医院管理服务办法（试行）》《银川市互联网医院医疗保险个人账户及门诊统筹管理办法（试行）的通知》等政策、制度，对互联网医疗服务门诊报销、大病报销等作出规范，为广大城乡居民互联网医疗在线支付和医保统筹提供制度保障和支付依据。

2. 保障力上扩大乡村居民医保支付范围和提高金额

历时10余年，宁夏城乡居民医保发展已从"量的积累"转向"质的提升"阶段，改变了过去覆盖面小、保障水平低的局面。目前，宁夏城

---

① 宁夏回族自治区医疗保障局：《宁夏医疗保障局关于落实"互联网＋"医疗服务价格和医保支付政策的通知》（宁医保发〔2019〕130号），宁夏医疗保障局、宁夏卫生健康委员会《关于制定第一批"互联网"医疗服务项目试行价格和医保支付政策的通知》（宁医保发〔2019〕198号），宁夏医保局官网，https://ylbz.nx.gov.cn/content_t.jsp?id=104332.

乡居民在医疗健康供给上基本实现了"有医有药有保障",同时医疗保障逐步朝向有层次、种类多、覆盖面广、高质量发展。城乡居民医保参保缴费金额从2011年的50元提升到2022年的350元。城乡特困人群医保参保资助金额增加至650元。医保覆盖面上,从门诊保障、住院保障、大病医疗保险三大类普遍覆盖。

2018年以来,宁夏各地市加强线上医保支付改革探索,着力推动"医＋药＋险＋养"多级联动的互联网医疗生态体系,实施线上问诊、复诊、药品配送等统一审核支付报销流程。同时,根据中央互联网药品销售监管制度,宁夏各市开展"线上药品回扣行为"专项检查活动、"过度用药"检查等活动,加强行政监管,提高广大城乡居民线上医药供给安全水平。

3. 乡村医疗健康服务科技化智能化不断提升

宁夏以"互联网＋医疗健康"示范区建设为契机,加强乡村医疗健康机构人工智能辅助诊疗系统的配置、基层门诊病历规范化标准化、常见病慢性病老年病等基层首诊制度建设,有效化解了农村地区医疗服务能力弱、药店药品少、检查检验设备不足等困境。

自治区政府从基本公共卫生服务经费中划拨出部分资金,用于家庭医生签约服务,为广大居民提供慢性病、常见病、老年病等健康随访、上门诊疗、用药指导等服务,同时,利用远程医疗体系、互联网诊疗服务等协助与上级医疗机构实时互动、线上诊疗等便捷就医服务。

(四)闽宁协作助力宁夏乡村医疗健康现代化实践

1997年以来,福建省贯彻党中央关于加强欠发达地区和民族地区扶贫支医计划,建立闽宁对口帮扶协作机制,通过搭建帮扶机制、建立部门协作、整合区域医疗资源等多种形式,为宁夏乡村医疗服务现代化高质量发展输入了大量人力、资金、项目支持。据统计,截至2023年12月底，福建省22家省级选派对口帮扶单位在宁夏服务门（急）诊患者2.5万余人次、住院患者1.3万余人次，开展住院手术4000余台次，开展培训698期，培训受援单位医疗专业技术人才8000余人次，为宁夏医疗健康现代化高质量发展提供了有力的外援支持。

1. 建立县级对口帮扶长效机制

闽宁对口协作机制建立以来，为有效提高宁夏医疗健康服务水平，福建与宁夏在省级、市级、县级、乡镇等对口帮扶活动。尤其是县级医院对口帮扶长效机制的建立，有力推动宁夏基层医疗健康服务高质量发展，不仅提升了宁夏县级医院服务能力，也带动乡镇卫生院医疗健康服务能力和水平有效提升。1999年以来，福建省与宁夏永宁县、原州区、西吉县、隆德县、泾源县、海原县、同心县等建立长效对口帮扶机制，通过捐赠医疗卫生设备、资金投入、人才培训、远程医疗等形式，有效推动了宁夏基层医疗健康现代化发展。

2. 建立青年志愿者援宁项目

据统计，2000—2023年，福建省向宁夏5个市22个县和部分乡镇医疗机构输入了大量青年志愿者，建立了200余个县级以上青年志愿者协会（包括教育、医疗等），参与青年志愿者服务累计有1000万人次。仅宁夏同心县人民医院，2000—2015年期间先后有六批次共311名福建省志愿服务队员，该医院年门诊量由1999年的6.3万人次上升到12万人次，年手术人数由1500人次上升到3000多人次。

3. 特殊群体医疗卫生关爱服务

针对老年人、妇女、儿童等特殊群体，福建省和宁夏回族自治区政府建立了政府主导、多部门协作、区域医疗资源整合、全社会参与特殊群众救助协作机制。仅2009年，争取到中国妇女发展基金会及福建省妇联闽宁扶贫协作资金共计253万元，为宁夏近1.8万名农村贫困妇女、城镇低保妇女提供"两癌"筛查。同时，通过创新引入公益保险的方式，在宁夏全区开展女性健康保险工作。宁夏妇女儿童发展基金会通过争取专项基金，使中国妇女发展基金会"爱茉莉太平洋女性专项基金"两次落地宁夏，累计投入200万元，在海原县、彭阳县、隆德县、原州区等4个县（区）为1.4万名贫困妇女开展"两癌"筛查活动。

三、宁夏乡村医疗健康服务现代化进阶路径

在乡村现代化进程中，必须正视和接纳不同领域的现代化的变化趋向，比如乡村人口减少导致人口结构的变化，现代化给乡村生产、生活乃至生态环境带来的影响和冲击等问题，正是中国式现代化建设必须要解决的问题，也是推进"人口规模巨大的现代化、全体人民共同富裕的现代化、物质文明和精神文明相协调的现代化、人与自然和谐共生的现代化"前进道路上需要化解和突破的障碍，是党和国家改进改善人民群众生存、生活、生产环境，增进人民福祉要攻克的难题。医疗健康现代化是中国式现代化的重要内容之一，没有健康，健康中国无从谈起，没有健康中国，中国式现代化无法实现。乡村医疗健康现代化是健康中国建设的重要内容，是中国式现代化建设的根基。

乡村医疗健康现代化是基层医疗健康服务制度改革和创新转型的过程。对于乡村医疗健康现代化建设而言，构建乡村医疗健康现代化服务体系是提升乡村居民健康核心。推进乡村医疗健康现代化的核心目标是实现医疗健康服务均衡发展，关键是通过技术应用手段打破优质医疗资源和病患城市集中、城乡发展不平衡的局面，构建适合乡村特点的医疗

健康服务体系，这需要从政策制度、科技创新、技术推广等宏观外向渠道使力，打通优质医疗服务资源向基层、向乡村下沉。与此同时，也需要从乡村信息化建设、医疗健康服务能力、居民新科技应用能力提升等内在驱动上下功夫，营造良好的乡村医疗健康服务环境，进而形成科学合理的乡村医疗健康事业发展新格局，为乡村现代化发展奠定健康基础。

（一）深化乡村医疗健康政策制度靶向作用

以现代化建设为导向，健全和完善乡村医疗健康高质量发展制度体系，是构建符合乡村特点医疗健康服务供给机制的前提。持续深化推进优质医疗服务资源下沉体制机制建设、基本医疗健康服务均等化、医疗健康现代化技术创新应用等层面的制度改革，从乡村医疗健康政策精准定位入手，构建符合乡村医疗健康现代化发展的制度体系，化解乡村优质医疗资源匮乏、乡村医疗健康保障体系不健全难题。

一是加强乡村居民信息化、数字化、智能化服务实用政策扶持力度和倾斜投入，通过政策引导，提升数字乡村建设质效，提高乡村医疗健康服务体系和服务能力的现代化水平，为乡村居民提供便捷可及的现代化医疗服务。

二是以供需需求为导向，优化激励性政策体系建设。引导社会资金和人力通过小范围人财物集中投入发展（如选取某一人口密集、交通便利、联通周边几个乡镇的乡镇卫生院），以点带面，形成区块化医疗健康服务现代化提升工程，辐射链条，带动周边乡镇及其村庄医疗健康现代化发展水平，化解乡村医疗健康现代化投入大、基础弱的难题。

（二）以实际需求为导向，优化乡村医疗健康体系现代化

提升乡村居民现代化发展的能动认识，是促进乡村居民适用现代化

医疗健康的关键，是乡村医疗健康现代化发展的前提。百姓"千军万马奔三甲"现象长期得不到改善，不仅与基层医疗机构服务能力弱有关，还与群众医疗服务消费观和行为模式有一定的关系。建议通过政策引导、技术攻关等扭转群众就医消费观，推广普及医疗健康现代化技术创新应用，提升广大乡村地区居民新技术接受和适应能力，拥抱新科技，认识医疗健康新技术应用便捷性和服务质效。

首先，制度供给上健全和完善乡村医疗健康现代化发展制度体系。积极制定相关推进实施方案，软硬件"两手抓"，提升基层医疗健康服务水平；强化基层医疗机构互联网分诊、转诊、报销等乡村普惠政策落地生根，引导广大乡村地区群众正视医疗健康现代化服务的利好，逐步引导广大群众形成慢性病、常见病、老年病、康复护理等基层复诊就医常态化。

其次，服务质效上加大优质资源下沉力度。实施互联网医疗、远程医疗、医联体、医共体将二级以上医院业务指导和诊疗常态化，提高基层优质医疗资源获取便利度，让百姓放心安心到基层就医。

最后，观念营造上构建预防为先、既病防变的健康观，充分利用互联网医疗平台健康咨询、问诊服务、医学科普等应用宣传渗透作用，扭转群众"有病才治"的就医观念，引导百姓树立疾病预防保健观。

（三）深化夯实乡村基本医疗卫生保障能力

提高基层医疗机构服务能力，是实现基层基本医疗和公共卫生服务能力双网兜底功能的重要举措。针对宁夏基层医疗健康服务能力弱，充分利用"互联网＋医疗健康"发展机遇，加强基层医疗健康软硬件建设，夯实基层医疗健康服务基础。

首先，加强基层信息化硬件建设，推进基础设备、智慧智能设施和医疗信息平台等建设，提高基层网络信息化程度，确保互联网医疗、远程医疗、云诊疗平台在基层建起来、用起来、发展起来，努力缩小区域、城乡、层级间医疗健康服务获得渠道和能力的差距。

其次，多举措提升基层卫生人员技能，推进基层互联网＋教育、远程业务指导和培训、集中培训、流转学习等活动落实，保障基层卫生人员有时间、有机会参与技能提升，确保基层卫生人员的信息化、专业化服务能力提升有渠道、有路径可实现。

最后，深化基层医疗机构综合改革，突出基层在患者急诊、分诊、分流、分类的作用建设，加强常见病、多发病、慢性病等复诊、康养、护理等业务建设，业务上为基层医疗健康机构加码加担子。强化基层基本医疗和公共卫生服务体系建设能力提升，加强基层人力、技术等医疗健康保障功能建设，充分实现基层医疗健康机构健康守门人的作用。

（四）加强药品下沉乡村流通网络建设

多数乡村居民在经历城市看病难、看病贵后，容易产生抵触去大城市三甲医院看病但又不得不去大城市就诊的情绪，根本原因是许多药物在基层医院买不到。根据现有药品处方审查制度，结合大数据审查和健康档案信息内容，发挥线上药品流通和处方审查监督职能，有利于实现药品处方流通全过程监管，提高药品流通安全性和实用性。

鉴于药品医疗器械的特殊性，不合规药品和医疗器械可能对健康造成损害，需要建立严格药品和医疗器械质量监督、流通监管等体系，建议加快相关制度建设，完善互联网医院药品供应制度体系和监管机制建设，例如借鉴广东省《互联网医院处方流转平台规范化管理专家共识》，发挥行业专家第三方监督职能，提高药品流转安全，加强宁夏互联网药品和医疗器械行业规范以及药学服务质量管理标准制度建设，为宁夏药品下沉提供制度保障。

（五）全力推动基层医疗健康信息系统联通

各级各地纵向和医疗机构横向卫生信息系统平台对接顺畅，是实现远程医疗、卫生信息数据共享、分级诊疗等"互联网＋医疗健康"便民惠民应用技术发展的关键。因此，建议下大力气打通医疗健康信息联通障碍，在信息技术应用上、推进策略方案上、平台对接实操上保障医疗健康信息联通顺畅。

首批推动社区（乡镇）卫生院信息化互联互通成熟度测试，压实任务完成时间表，限定时间节点，确保基层卫生信息平台向上对接无障碍；重点突出试点医院／区域信息化平台互联互通标准化、成熟度建设，强化平台整体推进、远程诊疗体系、优长重点技术攻关，逐步扩大互联互通成熟度范围和内容；分时间段，联合技术攻关，逐步推进医联体、集团医院、私立医院及其他医疗机构信息平台联通成熟度建设，确保多平台多云有效融合。

（六）持续加强乡村医疗健康信息数据标准化建设

医疗信息数据标准化是医院和区域平台联通共享的基础，强化医疗健康信息数据标准化建设，不仅有利于信息联通，而且对乡村群众健康数据监测、数据应用研发具有十分重要的意义。

提高卫生数据标准化，强化数据质量建设。首先，严格执行国家卫生健康信息元数据标准，不管有没有国际、国家、行业标准，实现患者（居民）诊疗（健康档案）数据兼容国际 ISO/TS18308G 是关键；其次，重点加强宁夏患者（居民）病历（健康档案）标准化建设，不管系统新旧，改造兼容是关键；最后，重视首诊、基层（尤其是社区／乡镇／乡村）医疗机构病历（健康档案）标准化建设，建立病历（健康档案）标准化规范化督导和奖惩政策制度，全面落实《电子病历基本架构与数据标准》，以满足基层分级诊疗、远程医疗和互联网医疗信息联通。

（七）强化优质医疗资源线上线下并举机制建设

未来医疗健康服务总体发展趋势，将是线上线下服务长期共存发展状态，互联网医疗"流量红利"盘面将不断扩大，强化服务能力提档升级和信息化建设，是未来宁夏实体医院和互联网医疗发展必然路径。

首先，加强实体医院与互联网医院间信息化应用技术共建，无论集团医院、医共体、县（区）乃至乡镇（社区）医疗信息一体化建设，还是各类医疗机构信息系统平台建设，以应用联通兼容为重点。其次，加强业务互补协作，突出实体医院患者首诊质量，积极推动《医疗机构检查检验结果互认管理办法》落实，构建慢性病、常见病、多发病、老年病等线上线下协同服务体系。最后，加强技术和数据联合应用研发，组建互联网企业技术研发人员和实体医院医疗人才科研团队，联合攻关，提升医疗健康数据应用研发能力，释放大数据红利。

（八）增强老年人等特殊群体医疗健康保障服务能力

"未富先老"也是当下宁夏面临的基本现实和发展挑战，更是宁夏乡村振兴和现代化发展的难题。第七次全国人口普查数据显示，宁夏城乡老龄化问题和老年人健康保障问题日益严峻。因此，建议充分利用"互联网＋医疗健康"全场景服务生态特征，以及城市康养产业发展优势，通过制度引导，构建城市带动乡村"康养"发展机制，打造城市向乡村"旅游＋康养"与乡村向城市"互联网＋医疗健康"融合对流发展模式，打造宁夏特色智慧康养产业。一是探索推进集养生、养身、养心全方位、全流程、全生命周期智慧服务产业发展模式；二是构建集医养、康养、旅游一体的综合性服务体系，加强宁夏中医药保健、健康养生、人工智能等互联网医疗产业发展；三是积极加强顶层设计，构建互联网康养"医＋药＋险＋养"综合服务体系，让老年病有钱医、有药治、有处养，提高老年人生活质量。

参考文献

图书类：

［1］（美）科斯特·波利斯：《中国卫生法前沿问题研究》，申卫星译，北京大学出版社，2005年。

［2］倪正茂、路庆胜等：《生命法学引论》，武汉大学出版社，2005年。

［3］（德）马塞尔·德吕勒：《健康与社会——健康问题的社会塑造》，王鲲译，译林出版社，2009年。

［4］陈颖健：《公共健康国际合作的全球法律制度研究》，上海社会科学院出版社，2010年。

［5］（法）莱昂·狄骥：《公法的变迁》，郑戈译，中国法制出版社，2010年。

［6］（英）克里斯·希林：《身体与社会理论》，李康译，北京大学出版社2010年。

［7］（美）威廉·考克汉姆：《医学社会学》，高永平、杨渤彦译，中国人民大学出版社，2011年。

［8］林志强：《健康权研究》，中国法制出版社，2010年。

［9］谈大正：《生命法学论纲》，法律出版社，2014年。

［10］李燕、金银林：《公共健康法原论》，中国政法大学出版社，2014年。

［11］黄丁全：《医疗法律与生命伦理》，法律出版社，2015年。

［12］苏玉菊：《"新公共卫生"法律制度规制模式研究——基于治理的视角》，法律出版社，2015年。

［13］刘长秋：《生命法学理论梳理与重构》，中国政法大学出版社，2015年。

［14］张博源：《卫生公共政策与法治的衔接》，北京大学出版社，2015年。

［15］吴兴海、杨家诚等：《互联网＋大健康重构医疗健康全产业链》，人民邮电出版社，2016年。

［16］林辉：《"互联网＋医疗健康"时代医院管理创新与发展》，清华大学出版社，2016年。

［17］冯磊：《社会变革与卫生法治：事件、制度及其学术想象》，中国政法大学出版社，2018年。

［18］王文娟、付敏：《互联网＋医疗》，经济科学出版社，2018年。

［19］王晓波：《患者权利论》，社会科学文献出版社，2017年。

［20］文学国、房志武：《中国医药卫生体制改革报告》，社会科学文献出版社，2016年。

［21］陈瑞华：《论法学研究方法》，法律出版社，2017年。

［22］蔡江南：《寻路医改：中国卫生政策的创新与实践》，上海科技出版社，2017年。

［23］（美）劳拉·麦德森：《大数据医疗：医院与健康产业的颠覆性变革》康宁等译，中国工信出版社，2018年。

［24］（美）布莱恩·阿瑟：《技术的本质》，曹东溟、王健译，浙江人民出版社，2018年。

［25］中伦研究编：《大健康产业：政策、趋势与法律创新》，法律出版社，

2018年。

［26］景军：《公民健康与社会理论》，社会科学文献出版社，2019年。

［27］王晨光等：《健康法治的基石——健康权的源流、理论与制度》，北京大学出版社，2020年。

［28］陈云良：《卫生法学》，高等教育出版社，2020年。

［29］罗力：《新兴信息技术背景下我国个人信息安全保护体系研究》，上海社会科学院出版社，2020年。

［30］（美）凯文·D.阿什利：《人工智能与法律解析》，邱昭继译，商务印书馆，2020年。

［31］徐程、何欢等：《新中国卫生健康制度变迁》，西南财经大学出版社，2020年。

［32］胡玉鸿：《弱者权利保护基础理论研究》，商务印书馆，2021年。

［33］戚聿东、肖旭：《数字经济概论》，中国人民大学出版社，2022年。

［34］赵晓佩：《网上药房政府规制问题研究》，中国政法大学出版社，2022年。

［35］（荷兰）玛农·奥斯特芬：《数据的边界：隐私与个人保护》，曹博译，上海人民出版社，2022年。

［36］（美）乔纳森·赫本：《医师法与伦理》，石雷、曹志建译，华中科技大学出版社，2022年。

［37］（瑞士）安德烈亚斯·赫尔曼、埃尔加·弗莱施、克里斯托夫·弗朗兹：《数字医疗》，吴士保译，科学出版社，2023年。

论文类：

［1］（美）Carlise George.Internet pharmacies:Global Threat:Global threat Requries a Global Approacha to Regulation［J］.

Hertfordshire Law Journal, Vol.4, N.1, 2006.

［2］ 刘继同、左芙蓉：《中国卫生政策法规历史、类型、特征与卫生治理模式战略转型》，《东岳论丛》，2011年第10期。

［3］ 袁泉、韩焜、冯煊：《加拿大医疗保险信息标准化及其对我国的启示》，《医学信息学杂志》，2012年第3期。

［4］ 颜玖源：《互联网医疗的中国式应用》，《中国医院院长》，2014年第11期。

［5］ 陈晓云、王思洁、高洁等：《样本库受试者隐私保护管理的现状分析》，《中国医学伦理学》，2017年第1期。

［6］ 郭建强：《互联网医疗相关法律问题研究》，《法制与社会》，2018年第3期。

［7］ 钟三宇、范亲敏：《互联网医疗法律监管研究》，《重庆邮电大学学报（社会科学版）》，2018年第2期。

［8］ 周烨：《互联网医疗服务发展现状及标准化研究》，《标准科学》，2018年第11期。

［9］ 周元元、陈大方：《互联网＋医疗健康中法律与政策保障现状分析与建议》，《中国癌症防治杂志》，2020年第6期。

［10］叶琴：《关于完善我国互联网医疗相关立法的思考》，《医学与法学》，2020年第4期。

［11］胡雅婧：《"互联网医疗"信息安全监管研究》，《中国卫生法制》，2021年第6期。

［12］徐文轩、刘博言等：《"互联网＋"美国健康医疗信息安全管理对我国的启示》，《中国医学伦理学》，2021年第3期。

［13］刘梦祺：《中国互联网医疗发展的现实困境及立法对策探析——兼

评〈互联网诊疗管理办法（试行）〉等三份文件》,《西南大学学报（社会科学版）》,2022年第2期。

[14] 陈绍辉、廖安泽:《互联网医疗监管的变迁与发展完善》,《医学与法学》,2022年第6期。

[15] 刘志成:《加快建设全国统一大市场的基本思路与重点举措》,《改革》,2022年第9期。

[16] 李晓洁、丛亚丽:《健康医疗大数据公平问题研究》,《自然辩证法通讯》,2021年第8期。

[17] 马平川:《数字经济的治理转型与秩序塑造》,《法制与社会发展》,2023年第1期。

[18] 刘璟锟:《互联网"首诊"法律规制问题探究》,《南京医科大学学报（社会科学版）》,2023年第6期。

[19] 孙敏捷、李恒等:《"互联网＋中医药"服务模式发展及法律问题研究》,《中国卫生法制》,2023年第4期。

[20] 史雨、沈国妹等:《儿童专科互联网医院的法律风险与监管对策研究》,《中国卫生法制》,2023年第3期。

后 记

2018年，宁夏获批建设全国首个"互联网＋医疗健康"示范区，开始了示范区体制机制的创新实践。我们也是从这一年开始对"互联网＋医疗健康"的理论和制度进行探索和研究，先后完成了宁夏社会科学院重大现实问题课题《宁夏推进互联网＋医疗健康示范区建设研究》《宁夏互联网＋医疗健康示范区标准体系建设研究》《宁夏基层医疗健康服务高质量发展》，以及宁夏回族自治区党委宣传部智库课题《宁夏农村互联网＋医疗健康实践及路径研究》等多项课题，至今五年有余。回过头来一想，这些年我们结合自身法学专业和宁夏建设"互联网＋医疗健康"示范区实践经验，着重从法律法规、政策等制度功能价值层面展开理论和实践的探讨分析，试图从中探索获得应对数字经济时代的制度规制策略和制度规制体系建构思路。虽然，其间发表了近十篇相关学术性探讨性的文章，但多是从现实应用对策角度探讨"互联网＋医疗健康"的制度体系建设价值和意义所在，关于"互联网＋医疗健康"制度规制的理论梳理和证成，以及国内外制度分析还远远不够，相关研究还不够深入和详细。

　　因此，囿于我们自身掌握的法学研究理论、方法的不足和社科研究功底尚浅等限制，本书尝试从法学应用政策研究的相关理论和方法出发，结合社会法学、行政法学、经济政策学等学科理论和方法，在现有学术研究的基础上，梳理中国"互联网＋医疗健康"的制度规制及地方实践脉络和法学研究成果，从法学研究法律规范的现实基础——现实现象判断上准则入手，力求为广大读者全面展示中国"互联网＋医疗健康"相关的法律、法规、标准、政策、规范性文件等构成的制度规制体系及其结构，然后从地方实践展开分析，试图向广大读者论证和展示"互联网＋医疗健康"的制度规制理论的基础是什么，实践发展诉求和未来发展的方向可能是什么。在此，我们努力完成作为"互联网＋医疗健康"新业态研究新人的"学也者，观察事物而发明其真理者"的立命的同时，也想更多地为未来我国"互联网＋医疗健康"法律制度规制体系的建构提供一些政策性和地方实践性的现象材料，为后续法律人挖掘"互联网＋医疗健康"法律规制和应对策略的研究提供素材。面对那些逻辑严密、抽象难懂的理论和繁杂庞大的法律政策等制度规制内容，我们在不得不承认自己的能力有限的同时，也抱着即使我们研究选题和素材存在"赝本"偏差或者错误，也能够提供一定反向参考价值，抑或是在某一观点或方法值得审视。因此，研究过程虽然艰辛，但仍努力理清"互联网＋医疗健康"制度规制的体系内容和未来发展趋向。

　　在本书的撰写和整理过程中，受惠于众多师友、同事、家人帮助和支持，感谢各位在数字数据、文献资料收集整理方面的帮助和后期修改完善上的指导，在此向各位表示由衷的感谢。

　　本书的出版，我们一方面感到无比欣慰，但另一方面也因自己能力不足而无比忐忑。受限于我们学识和专业能力的不足，本书存在很多问题和瑕疵，敬请读者批评指正。

2023年4月26日

张宏彩　徐　荣